Enjoy 是欣賞、享受，
以及樂在其中的一種生活態度。

上班族
小瘦壽計畫

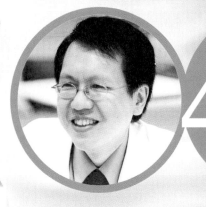

4 個神奇數字，吃不胖的解答

陳皇光醫師

【自序】誠實的減肥法

近20年的執業生涯中，我只是一個家庭醫學科的醫師，從未擔任過所謂的減肥專科醫師或開設過專門的減重門診。如果病患的抽血報告出現高血糖、高血壓或血脂異常，我會主動提醒他們應該要注意體重對於心血管疾病的影響。若病患進一步問我該如何減重？我當然會告訴他「少吃多動」這個淺顯的道理，因為所有減肥的相關文獻都會提到節食與運動是減肥最有效與最安全的方法。

既然說節食與運動是最有效與最安全的方法，那該如何進行呢？因為這樣的觀念太過模糊：民眾想知道每天可吃進多少熱量？該避開什麼食物？身體有沒有辦法承受？減肥的成效如何？減肥的速度該如何估計？運動該如何選擇？運動強度、時間與頻率該如何設計……？甚至，「少吃」與「多動」這兩件事真的能同時進行嗎？太多的問題，無法用「少吃多動」寥寥數語一筆帶過。民眾越是缺乏明確的操作模式，越容易走偏鋒，一定會尋求神奇、快速、不需運動與不需控制飲食的夢幻減肥方法。各種書籍、學說、醫師、營養師與體能老師都是因應這種需求而生，減肥也由健康議題轉變成一個蓬勃的市場。

005

　　但我在撰寫這本書的時候一直強調一個觀念：體重是一個數字，所以一定要用數字來管理。也就是說，任何跟控制體重相關的議題都需要量化，而不是性質描述而已。只要缺乏飲食熱量估計、基礎代謝率跟運動熱量消耗的觀念，減肥必然失敗。所以我在本書各個章節不斷強調跟熱量相關的數字，目的不是為了要精算熱量，而是要讓大家知道體重的變化跟你的飲食習慣與一舉一動息息相關，沒有什麼很神奇的事情，不會有暴肥、暴瘦、特製食譜、神奇飲食、不傳神功、靈丹妙藥這些經常出現在報章媒體的聳動標題，純粹就是熱量的計算。只要心中存在熱量觀念，就可以將看似複雜的體重控制理論，變得淺顯易懂。

　　為什麼體重控制的學說變得如此複雜？因為神奇才會有市場，節食無法當作商品販售……

　　所以我說，靠節食與運動減肥成功者，才是「誠實的減肥法」。

　　我經常會編寫一些健康相關的專文或投影片發表於報章雜誌或用於演講，但減肥常常只是其中一個副標題而已。雖然我已經寫過兩本醫學書籍，但我從未有撰寫減肥書籍的念頭，因為這類的專家實在太多，出版品更是不計其數，我實在沒有必要再花時間寫一本很容易淹沒在書海的減肥書籍。

　　動起整理減肥知識的念頭是因為在我從事的健檢工作裡，有太

多20歲到60歲之間的上班族，基本上沒有重大的健康問題，但肥胖的盛行率令人吃驚，所有健檢相關的異常幾乎都與肥胖引起的代謝症候群相關。而且年復一年，體重跟心血管疾病危險因子只有越來越嚴重，毫無改善的跡象。這些上班族每年花大錢進行健康檢查，但健康狀況卻沒有任何提昇！這正好說明了一件我以前在《你所不知道的健康檢查》這本書裡提到的一個觀念：健康檢查只能找出健康問題，但不會讓人更健康！所以我深深感受到由健康檢查這個次段預防工作轉變為健康促進這個初段預防的時機已經到來！（看病吃藥已經是末段預防。）我必須提供這些上班族明確的減肥方法來協助他們，所以我經常在健檢報告解說結束

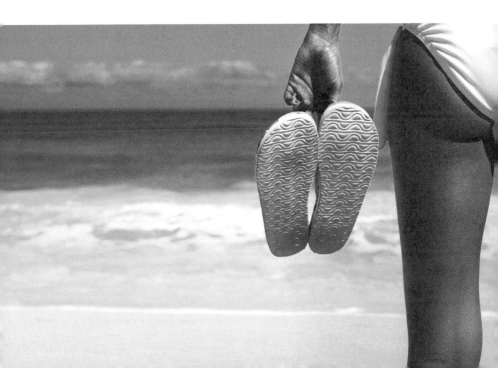

後，花10到15分鐘寫一張A5的小紙片教他們減肥的重點，很多健檢顧客聽完後都會恍然大悟，原來觀念這麼簡單！然後他們會把這張小紙片小心翼翼地收起來，回家執行。數個月後，聽到健檢中心的健康管理師回報顧客減肥成功的訊息，或隔年見到這些顧客的體重與三高問題大幅改善，其實是我最快樂的事！

我自己一直被肥胖與代謝症候群的問題所困擾，理由跟很多上班族一樣：幾乎三餐都外食，能選擇的食物十分有限，即使給我很好的減肥食譜我也沒有時間或能力去烹調，更別說經常光顧養生餐廳。很多餐都是在辦公室或會議室中解決，面對的永遠是過甜的飲料點心、過鹹或酥炸的牛豬雞魚主菜、過油而且數量少得可憐的蔬菜、太多的澱粉類主食卻沒有水果的三餐。如果說要運動，也經常被時間與場地所限制，以前每天有游泳的習慣，遇到工作的轉換，就變得滯礙難行。所以我才開始以上班族的角度思考如何運用很有限的資源來改善三餐內容與熱量及運動的問題。

本書中很多控制體重的實務經驗都是透過一連串的思考過程與嘗試慢慢組合而成，並不是什麼靠什麼國外最新醫學研究或特殊食譜，而是信手可得的食物與生活場景。學習到體重控制的正確觀念後，需要發展適合自己的減肥生活習慣，因為每個人所處的環境大不相同，不可能完全複製別人的方法，更別說過著夢幻般的養生生活。

　　書名為何叫做「小瘦壽」？只要繼續看本書的章節，就知道這是一個有趣的歷程：公司的同事想減肥，所以求助於我，於是我將這些彼此很熟悉的同仁組成一個減肥社群，制定一些減重的目標與原則，運用社群的力量讓同仁彼此學習，分享心得，甚至利用黑白郎君的名言：「別人的失敗，就是我的快樂，哇哈哈哈……。」以這種不服輸的心態來維持連續不斷減肥的動力，結果竟然收到意想不到的效果！小而美的辦公室減肥社群，其實是成功最重要的關鍵！

　　本來以為這本書如同我經常寫的A5紙片一樣，很快就可以完成，應該是一本小而美的小冊子。沒想到如同以前撰寫博士論文一樣，越寫越多，欲罷不能，最後還需要經常熬夜才能順利完成。而接近完稿的這段時間，又遇到接連不斷工作轉變、家人生病與長輩離世，寫著趣味的對話，其實身心俱疲，這過程外人很難體會。

　　很高興終於完成此書，願與家人及共同減肥的「小瘦壽心靈成長營」同事一起分享此書，希望可以幫助更多的人。我也可以繼續追尋野鳥攝影、鐵道旅行與美食探索的人生。

陳皇光　2014年2月9日於板橋

上班族小瘦壽計畫
——4個神奇數字,吃不胖的解答

目錄

Part 2 一目了然的數字減肥！

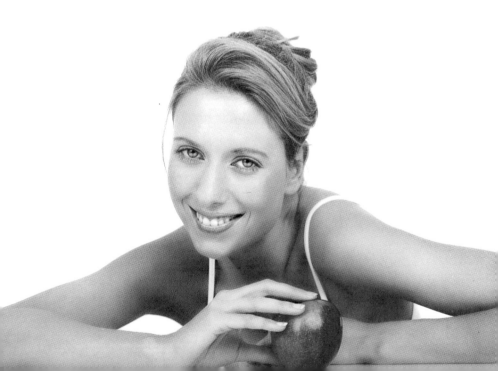

Part 4　上班族，你是過勞還是過胖？

Part 5　小瘦壽的緣起：團結力量大

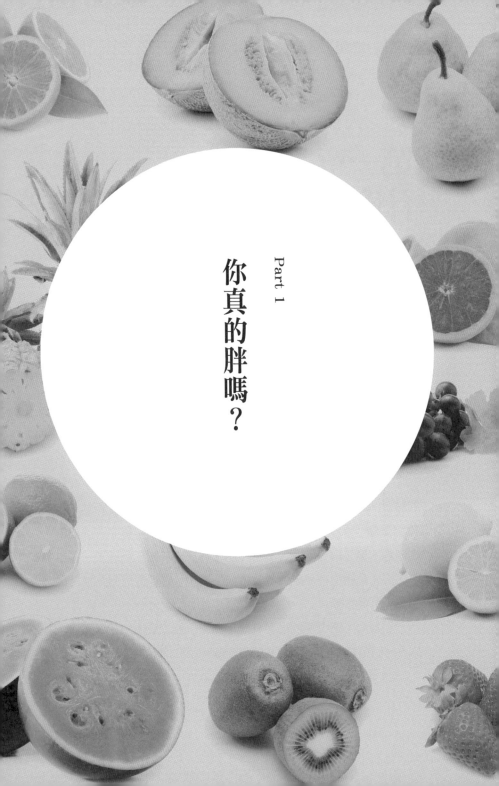

Part 1

你真的胖嗎？

第一章
什麼是上班族小瘦壽計畫？

這是一本適用目標族群為18～60歲上班族的減肥書籍。

在**辦公室結合同事間的團隊精神與網路社群的力量**，利用彼此制約及相互鼓勵的行為達成減重的目標。

只適用於體重高過標準體重10%的族群，不適用低於此標準的族群。

本書設定的減肥的目的並不是為了塑身或奇特的需求（恢復18歲的體重、趕著拍婚紗、人生自我實現……），而是為了身體健康，**特別是為了預防上班族健康第一殺手「代謝症候群」**（高血壓、高血糖、高三酸甘油酯、高密度脂蛋白過低與腹部肥胖）、痛風、脂肪肝、高鐵蛋白、逆流性食道炎、退化性關節炎與男女性荷爾蒙失調等所寫的書。

「小瘦壽」三個字的意義就是：體重只能很緩慢地減少而無法速成，將體重控制在正常範圍，就能預防疾病、達到健康的目的。

小小慢慢地瘦，有了健康才能長壽。

這本書沒有很新奇或高深的學問，我也沒有重大的科學發現，只教你記住幾個數字來達成控制體重的目標：

1. 30：每公斤體重每天大約消耗30大卡。
2. 7700：每累積減少攝取7700大卡的熱量，大約可以減少1公斤體重。
3. 0.3：建議每週減重0.3公斤。
4. 1500或1200：建議男性每天攝取熱量不要低於1500大卡，女性不要低於1200大卡。

控制飲食熱量是減肥最重要的手段，減重期間只需要做很輕微的運動即可。

減重不斷失敗者，都有一個共同點：不會計算自己每天需求的熱量，只用很模糊的觀念在吃東西；**不知道減少1公斤需要消耗多少熱量**，所以無能力自我規範每天進食的熱量，過度期望減重的速度與設下不切實際的目標。

達成體重目標後，需要重新檢測血液中的代謝指標，並且以控制熱量來維持體重。任何減重失敗及復胖的原因都是肆無忌憚地亂吃，不會是什麼新奇的理由！

每天只吃維持體重所需的熱量，才是最環保與最愛護地球的行為！

第二章
什麼人不適用於此書？

　　任何減肥方法都有風險，也不是每個人都有成效，所以下列族群請勿使用本書的方法，盡量尋求營養師、新陳代謝科醫師、減重專科醫師、外科醫師、小兒科醫師、精神科醫師與運動教練的協助。

1. **體重低於標準體重10％的族群（或BMI小於18.5）**其實每個醫師都會遇到這種都已經是皮包骨還要減重的病患，減重的理由經常五花八門或匪夷所思。體重過輕對於疾病抵抗力、身體組織的修復能力、免疫力、骨質密度及荷爾蒙的製造都有很大的危害，所以不宜再減重。

2. **並非為了健康目的，只想快速減重的人。**每個月體重若

減少超過4公斤，對身體有極大的危害。

3. **年齡太大（大於65歲）**。大於65歲的銀髮族，可以稍微保留
一些救命的小鮪魚肚。

4.**年齡太小（小於18歲）**。發育中！

5.**孕婦**。生完再減。

要成功減肥，就不能吃錯食物。

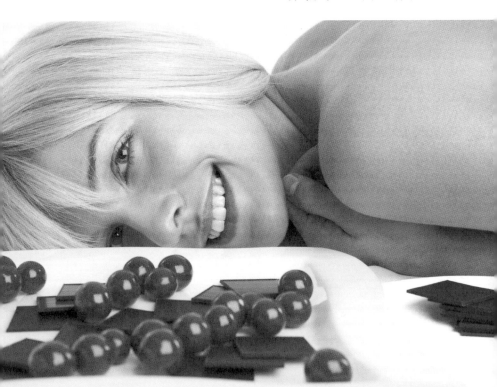

6.**已需要藥物治療的糖尿病病患**。請尋求營養師與新陳代謝科醫師的專業意見，切勿自行節食減肥，以免造成致命的低血糖症狀！

7.**慢性病**。有心臟、肝臟或腎臟疾病者，都需要營養師與專科醫師的評估。很多這類慢性病患者其實是水腫（心臟衰竭與缺乏「白蛋白」所引起），身體是水分過多而不是脂肪過多。

8.**嚴重精神病患**。很多精神疾患如厭食症、暴食症、強迫症、焦慮症或憂鬱症等，都可能讓體重處於極端的過胖或過瘦，應尋求精神科醫師的協助。

9.**減肥業者**。若使用本書建議的節食方法協助民眾減肥，將讓您關門大吉，切勿使用！但放心好了，一百個想減肥者，可能不到五個會用節食來減肥，所以你們的市場還是大有可為的！

第三章
減肥的中心思想：
控制熱量

　　這是一本以「**控制飲食熱量**」為唯一且最重要手段的減肥書籍。沒有高科技及艱深難懂的理論，也沒有快速與神奇的方法。因為調整每天攝取的熱量來控制體重是所有減肥方法中**最有效、最容易自己施行、最能持久且最安全的方法**，但這是一個很緩慢而沒有神蹟的過程。

　　你可能說：應該是運動吧？

　　但邏輯上，如果你已經靠著運動減重成功，那你就不會來看這本書了！

　　肥胖的族群有兩類：

　　第一種是一輩子致力於尋求**最安全及最符合社會期待**的方法：運動，但從來不會認真去執行。

　　另一種人則是致力於尋求某種**快速簡單**的減重方法，而不管這些

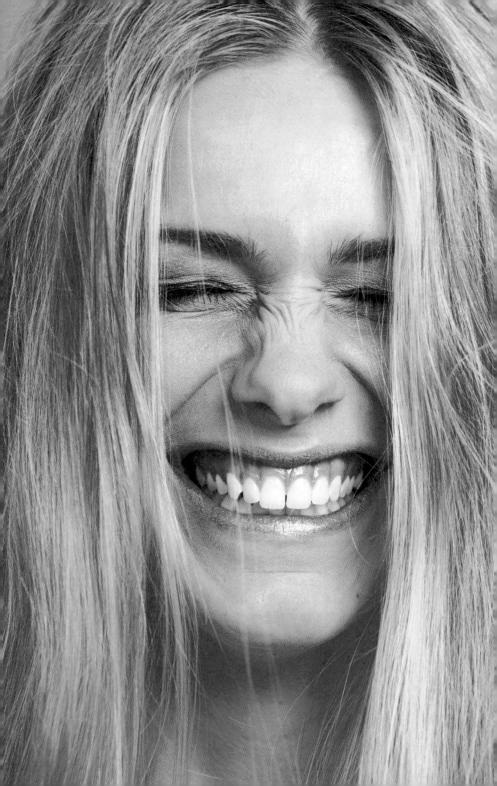

方法對身體有什麼危害，期望隔天醒來就身材曼妙，什麼不明藥物食品都敢買來塞進嘴巴，相信肚子塗上一些不明的軟膏脂肪就會消失，每天學習一些奇怪的神功肥肉就會消失。

　　如果你對於減肥還有所特殊期待，例如你想要尋求快速、可以每天隨便亂吃的減肥方法，我建議我們應該就此分手，這本書不適合你！這本書旁邊的那數十本減肥書籍的標題應該更符合您的需求：

神奇、快速、懶人、穴道、排毒、溶脂、體質、食譜與不傳心法……

　　成功有數百種方法，減肥也是，找你自己要的東西，別勉強自己，也別怪罪於人。

　　如果你願意用控制飲食熱量來減肥，那我們就繼續看下去──

第四章
司空見慣的健檢報告

　　我是臨床醫師，從事高階健康檢查業務已經超過十年，而專職健康檢查工作已經有四年，所以看過的健檢報告不計其數。**健康檢查在預防醫學上屬於次段預防，也就是在偵測「無症狀的重大疾病與危險因子」**，以期能早期發現、早期改變生活習慣，或者早期接受治療。

　　健康檢查的項目雖然複雜，但基本上可以規範為三類：

1.常見且具有「有效治療方法」的癌症。例如：大腸癌、乳癌、子宮頸癌與甲狀腺癌，經常需要透過影像檢查與細胞學檢查篩檢早期癌症。

2.心血管疾病危險因子。例如：體重、腰圍、高血壓、高血脂與高血糖，多半透過生命徵象、身體組成分析與血液檢查來評估。

3.病毒性肝炎帶原。以血液檢測初步篩檢是否為B、C型肝炎帶原者，作為未來預防肝病的依據。

我們最常接受的健檢項目則為生命徵象（血壓、心跳、體溫、身高、體重及腰圍測量等）、血液檢查、尿液與糞便的檢查。而一般民眾對於血液檢查中的血球、肝腎功能、尿酸、三酸甘油酯、膽固醇及血糖項目應該都相當熟悉（臨床上，除血球外的這些項目，多半稱為「生化指標」），但解讀這些數據其實有相當大的玄機……
這是一張年過35歲的上班族經常出現的健康檢查報告：

- TG（Triglyceride，三酸甘油酯）：358 mg／dl
- T-CHO（Total cholesterol，總膽固醇）：218 mg
- HDL（High density lipoprotein，高密度脂蛋白）：31 mg／dl
- LDL（Low density lipoprotein，低密度脂蛋白）：115 mg／dl
- GPT（Glutamate pyruvate transaminase，肝炎指標）：48 mg／dl
- AC sugar（Fasting blood sugar，空腹血糖）：108 mg／dl
- UA（Uric acid，尿酸）：8.7 mg／dl

身為健檢醫師，我一看到這份結果，立刻可以知道一件事：**這是一份「體重過重的上班族男性的典型報告」！**
為什麼知道是男性？因為**女性在停經前不易出現尿酸（UA）過**

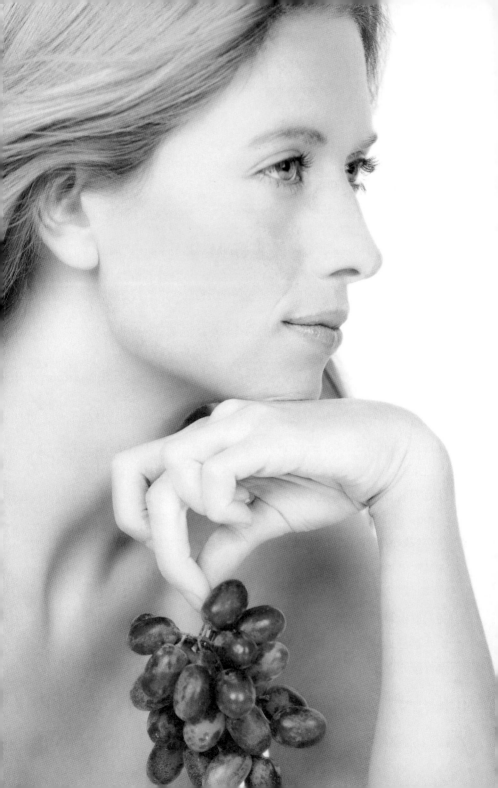

高與高密度脂蛋白（HDL）偏低的現象。所以，我姑且稱這位上班族為**歐先生**（Mr. Obesity*）。

只要翻開歐先生的其他報告，可以繼續發現下列的異常：

- 體重過重、腰圍太粗、體脂率過高。
- 血壓過高。
- 鐵蛋白過高。
- 胸部X光、心臟超音波或心電圖顯示左心肥大。
- 腹部超音波顯示重度脂肪肝。
- 胃鏡報告顯示逆流性食道炎。
- 動脈硬化儀顯示周邊血管硬化。
- 耳鼻喉科醫師發現鼻咽部狹窄，經睡眠檢查會發現嚴重睡眠呼吸中止症候群（Sleep apnea syndrome）。

---

* Obesity，意為「肥胖」。

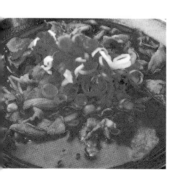 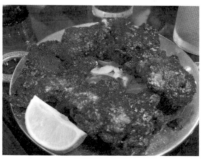

控制飲食熱量，是減肥不二法門。

・甚至，如果歐先生剛好也做了男性荷爾蒙檢查，就會發現竟然出現睪固酮不足（雄性激素），而雌酮與雌二醇（雌激素）反而上升的尷尬現象。

發生了什麼事？

其實，**這些都是肥胖的併發症！**

只要解決了肥胖問題，絕大部分紅字都會改善，甚至自動消失。

這是單一危險因子導致多重疾病的最佳例子。

第五章
一張A5的減重計畫

一張A5的白紙就是一張大家熟知的A4紙張的二分之一大小。

當歐先生聽到肥胖引起了如此多的健康狀況時，我下一句會問的話是：「請問你以前減肥過嗎？」

最常聽到的答案就是：

「嘗試減過，都沒成功。」

「不知道如何減肥……」

「我都沒運動，所以體重都下不去。」（臉上同時露出羞愧的表情。）

其實，絕大部分的民眾對於肥胖是有「病識感」的，只是從媒體得到的資訊太過紊亂，所以無從下手。

上一章提到的這位上班族歐先生，他的身高是170公分，體重85公斤，腰圍98公分，體脂率36%，身體質量指數BMI經計算為29.4。

接下來我會跟他說：「由你的身高算出的標準體重是63公斤

（[170-80] x 0.7=63），你最好能先把體重降到標準體重加10%，大約是69公斤，所以需要減下16公斤體重（85-69＝16）。

如果以超過三十歲的年齡來看，體脂率盡量不要超過23%。

目前**脂肪重量**約等於體重x 體脂率＝85 x 36%＝30.6公斤。

除脂重量（水分＋蛋白質＋礦物質）等於85－30.6＝54.4公斤。

理想體重等於除脂重量／（1－23%）＝54.4／0.77＝70.6公斤。

所以，大約需要減下85－70.6 ＝ 14.4公斤。雖然減重時，不只減下脂肪，肌肉與骨骼重量也會隨著下降，但脂肪會下降最多，所以先把減重的第一個目標設在70公斤左右吧！」

以歐先生來說，直接用數學公式算出的減肥目標69公斤與用理想體脂肪計算出來的70.6公斤其實相差無幾，因為他多出來的體重幾乎都在肥肉上。

此時，我會拿出一張A5大小的白紙，開始寫下減肥計畫：

我問：「請問你知道每天消耗的熱量怎麼算嗎？」

歐先生：「不知道。」

我說：「我教你，85 x 30＝2550。每天每公斤體重大約消耗30大卡，所以你每天若吃大約2550大卡，維持體重不變；多於2550大卡，則變胖；少於2550大卡，則體重下降。**這是減重最需要知道的基本熱量概念，如果不會估計這個數字，根本無法調節食量及作息！這樣你懂嗎？**」

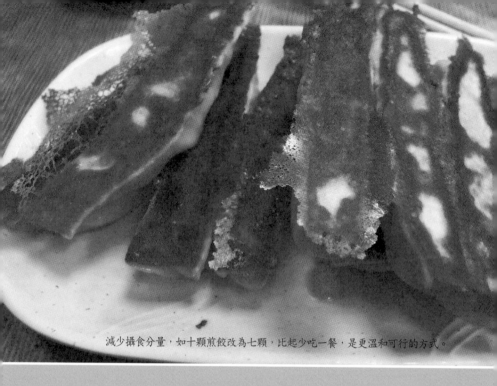

減少攝食分量，如十顆煎餃改為七顆，比起少吃一餐，是更溫和可行的方式。

歐先生：「懂了！很好記！」

所以，完整步驟如下：

減肥計畫第一步：
歐先生每日消耗熱量＝85 × 30＝2550大卡

我問：「請問你知道少吃多少大卡才會瘦1公斤體重？」

歐先生：「……不知道。」

我繼續寫下去：**每少吃（或運動燃燒）7700大卡**，大約可瘦1公斤體重。

假設你每天攝食的總熱量為1850大卡，相當於每天少吃身體每天

所需求的700大卡（2550－700＝1850大卡），大約11天後（7700
／700 ＝11）可以瘦1公斤。

假設每天少吃700大卡太痛苦（接近少了一餐的總熱量），若改
成攝食的總熱量為2200大卡，相當於每天少吃身體每天所需求的
350大卡（2550－350＝2200大卡），則大約22天後瘦1公斤，也就
是每週大約瘦0.3公斤。

減肥計畫第二步：
每減少7700大卡身體需求的熱量，約可以減重1公斤

說到這裡，歐先生已經恍然大悟，眼睛泛出光芒。「原來，減重
的基本原理就是如此啊！並沒有太高深的理論。」

如果你每天從每日所需求的總熱量剝奪700大卡，約7700／700＝
11天瘦1公斤。

如果你每天從每日所需求的總熱量剝奪350大卡，約7700／350＝
22天瘦1公斤。

因為**每週體重減少不宜超過1公斤以上**，所以建議每週減重進度
為0.3公斤。理由有二：若每週減重超過1公斤，其實只是脫水，沒
辦法真正減到脂肪，而且換算起來，每天需減少1100大卡的熱量，

所以實施起來非常困難。因此每週0.3公斤的減重速度是比較容易達到的目標，也就是每天減少350大卡的熱量就可達到目標。

減肥計畫第三步：
每週減重目標0.3公斤

因為很多人剛開始控制體重時，會用比較極端的方式來進行：完全不吃東西、只吃單調的食物、極度排擠某些食物、過度運動或要求目標過高等。我們若每天所有進食的熱量低於800大卡（極低熱量，VLCD：Very low calorie diets），對身體會有非常大的危害，所以我會建議每日最低攝食熱量如下：

減肥計畫第四步：
男性每天不要低於1500大卡
女性每天不要低於1200大卡

男性若體重為50公斤，每天所消耗的熱量洽為1500大卡；女性若為40公斤，則每天所消耗的熱量為1200大卡。這樣設計的理由是：

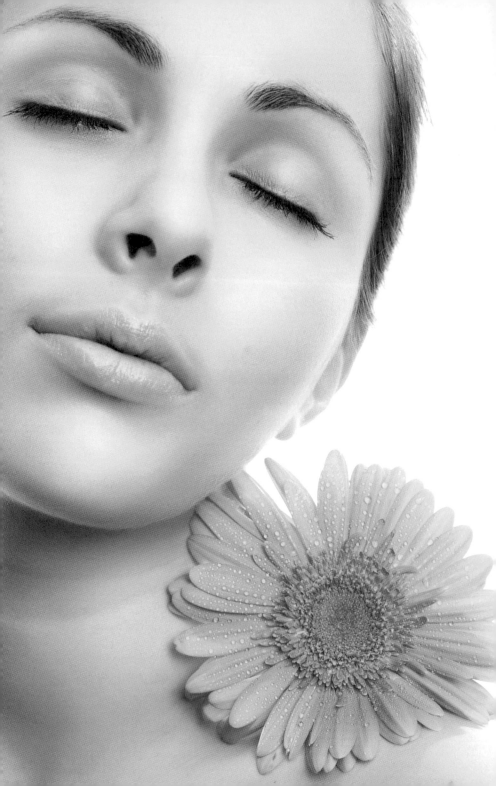

男性50公斤或女性40公斤已經是過瘦的體重，所以一般人沒必要吃這麼低的熱量。

減肥計畫第五步：
以控制飲食總熱量為主要手段

理由是：運動對身體有很多好處，但運動不是有效率的減重工具，因為大家都過度高估了運動所消耗的熱量，卻低估飲食中所含的熱量！

減肥計畫第六步：
找尋低熱量且耐餓的食物

・建議食物種類：蛋白質食物、
　蔬菜類，與全麥類或五穀類主
　食。

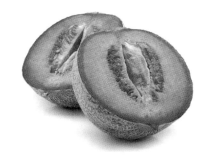

減肥要避開高糖分水果，以免攝取過多熱量。

‧不建議或應該減少攝食的食物：油脂類、酒精、甜食、精緻澱粉與過甜的水果。

蛋白質食物指魚、肉、奶、蛋與豆類。

　　每公克約4大卡，跟碳水化合物相當。但蛋白質食物不是高GI飲食，所以具有熱量中等、有飽足感及不易飢餓的優點，所以在控制體重時，蛋白質食物佔有很重大的角色，最好三餐都要吃含有蛋白質的食物。

蔬菜類（不含根莖類）。

　　雖然沒有飽足感，但熱量極低，又含有豐富的纖維、維生素與礦物質，所以在控制體重時需要多吃。

　　碳水化合物分解後產生的葡萄糖，是身體獲得能量的重要來源，不能完全不吃，所以在控制熱量與獲得糖類的考量之下，盡量以**高纖、全麥或糙米類為主**，不但可獲得必須的熱量，還可減少精緻澱粉或甜食帶來的飢餓感。現實生活上，全麥或糙米主食不見得容易獲得，此時**不需排斥白麵條與白米飯，因為可多吃葉菜類補充纖維素！**遠比吃進添加太多砂糖與油脂的糕點來得健康。

容易引起飢餓的食物。

就是甜食與精緻澱粉（糕點、含糖飲料），這些碳水化合物雖然每公克為4大卡，吃完也有飽足感，但會讓胰島素快速上升，就是所謂的高胰島素飲食（高GI飲食），所以很容易產生飢餓感。因此減肥時一定要減少這類飲食，這也是減重成功的關鍵。

高熱量食物。

就是脂肪（**每公克9大卡**）與酒精（**每公克7大卡**），應盡量避免。脂肪食物主要來源為食用油、油炸食物、肥肉、與帶皮的肉類等。脂肪雖然是低GI食物，也有飽足感，但燃燒後產生的熱量太高，容易造成體重過重的現象。**酒精的熱量經常被應酬頻繁的上班族所忽略！**

水果廣為台灣的民眾所喜歡，而且也是豐富維生素與纖維素的來源，經常與蔬菜類並列為健康的食物。但是隨著農業技術的進步，很多水果經過改良後，甜度有越來越高的現象，所以**很多人減重失敗竟是敗在吃了過多太甜的水果！**因此像釋迦、鳳梨、芒果、葡萄等很甜的水果，在控制體重時盡量避免。盡量吃甜度較低的水果如芭樂、番茄、蘋果與水梨等。

所以我們給歐先生的減重計畫很簡單，用一張A5的白紙就可以寫完（見下頁）：

歐先生的A5減肥計畫

| 現在身高170公分 |
| 體重85公斤，體脂率36% |
| 體脂過重14.4公斤，腰圍98公分 |
| 減肥第一目標：70.6公斤 |

1. 每日消耗熱量 ＝ 85 × 30 ＝ 2550大卡。

2. 每減少7700大卡身體需求的熱量，大約可以減重1公斤。

3. 每週減重目標0.3公斤。

4. 以控制飲食總熱量為主要手段。每天飲食總熱量控制在2200大卡以下。

5. 每天攝食總熱量不要低於1500大卡。

6. 吃低熱量且耐餓的食物。

★ 建議食物種類：蛋白質食物、蔬菜類與全麥或五穀類主食。
★ 不建議或應該減少攝食的食物：油脂類、酒精、甜食、精緻澱粉與過甜的水果。

這張減肥計畫還能再濃縮成：

> 1. 每週減重目標0.3公斤。
>
> 2. 以控制飲食總熱量為主要手段。

　　本來，這本書寫到這裡就可以停筆了！這張小紙片我已經寫過數百次。因為很多上班族光是給他這樣的資訊，明年再見到他時，他已經把體重減下來了。**以前很多人減肥失敗是因為得不到量化的資訊，所以根本無法施行**，最後只好找尋祕方、用極端的減肥方法，或者最常見的就是自暴自棄……

　　但是，減肥如果這麼簡單就好了！因為絕大部分的人還是處於鬼打牆的階段，明年再看到他時，還是依然肥胖如昔，到底發生了什麼事？

　　所以，只好繼續寫下去囉！

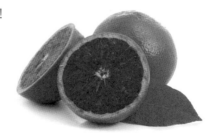

減肥時若僅攝取單一食物，對健康有嚴重不良影響。

第六章
什麼是標準體重？
什麼是體重過重？

　　想知道自己是否有肥胖問題？還是體重適中？或者體重早已過輕，但卻陷入強迫性自我身材過度苛求的思維？第一步，我們要了解標準體重的計算。

一、標準體重的計算方法

　　標準體重的計算方法如下：

　　男性標準體重 ＝（身高公分－80）x 0.7公斤
　　女性標準體重 ＝（身高公分－70）x 0.6公斤

　　標準體重正負10％為理想體重範圍。

標準體重正負10％～20％為體重過重或過輕。

標準體重正負20％以上為肥胖或體重不足。

舉例來說：

172公分男性的標準體重＝（172－80）x 0.7＝64.4公斤，正常體重範圍介於58～70公斤。

160公分女性的標準體重＝（160－70）x 0.6＝54公斤，正常體重範圍介於49～59公斤。

另外還有一種計算的方法，就是標準體重＝22 x（身高公尺）^{2}

舉例來說：

某172公分男性的標準體重＝22 x（1.72）^{2}＝65.1公斤

某160公分女性的標準體重＝22 x（1.60）^{2}＝56.3公斤

其實估計起來的數值跟上面那個公式差不多。

二、身體質量指數的計算方法

另外最常用來估計體重是否符合標準的工具是**身體質量指數**（BMI，Body Mass Index）。身體質量指數計算公式如下：

BMI=體重／身高平方（體重單位為公斤，身高單位為公尺）

舉例來說：

體重75公斤，身高172公分的男性，其BMI＝75／（1.72）^{2}＝25.35 kg／m2。

體重54公斤，身高160公分的女性其BMI＝54／（1.60）^{2}＝21.09

衛生署國民健康局依據國人體型，修正體重過重及肥胖定義如下（含18歲以上）：

18歲（含）以上的成人BMI範圍值	體重是否正常
BMI＜18.5kg／m²	體重過輕
18.5kg／m²≦BMI＜24kg／m²	健康體重
24kg／m²≦BMI＜27kg／m²	體重過重
BMI≧27kg／m²	肥胖

身體質量指數BMI的計算方式並不難，也有標準值可參考。另外在實際運用上，我們最常測量的是體重，所以對於體重的數值遠比BMI來得直接易懂，因此**我還是建議大家以「標準體重計算方法」估計體重**，用筆算或心算就能快速得到標準體重，而且可以大約知道男性每公分身高大約差距0.7公斤，女性每公分身高大約差距0.6公斤的概念。

不論標準體重或身體質量指數BMI都有一個很大的缺點：**體重過**

重的人，難道都是體脂肪過高的「肥胖」嗎？有沒有可能是因為經常鍛鍊身體而使身體肌肉結實骨骼健壯？體重標準的人，難道身體組成沒有缺陷嗎？有沒有可能是疏於運動而肌肉與骨骼過輕？

　　體重過重，不見得是肥胖，那該用什麼工具評估肥胖？

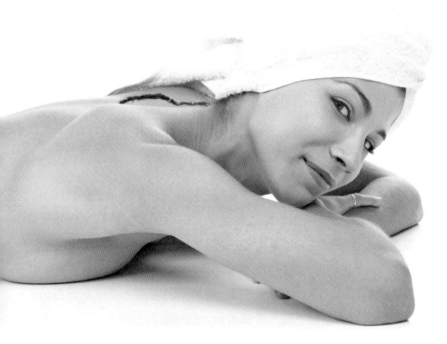

體重輕，不代表真的瘦，與其瘦得像紙片人，不如健康勻稱。

第七章
重不重與肥不肥

一、 肥胖與身體組成

當有過多脂肪儲存在體內，導致健康問題，我們將其稱之為肥胖（Obesity）。

我們身體的組成主要有四大成分：水分、脂肪、礦物質（骨骼）與蛋白質（肌肉）。

其中以水分佔的重量最重：幼兒時期水分可佔全身體重約70～80％，年輕人水分約佔60％，而老年人下降到50％。所以**體內水分變動影響體重很大**，很多體重的快速變動都是因為脫水導致體重快速下降或者因鈉（食鹽）攝取過多而導致短暫水分滯留。

我們永遠需要跟一個問題搏鬥：**隨著年齡增加，身體水分百分比下降，肌肉重量下降，骨質減少，但體脂肪上升。**

二、 體脂肪與體脂率

人體的脂肪分為**皮下脂肪**（Subcutaneous fat）與**內臟脂肪**（Visceral fat）。

內臟脂肪用於維持特定的生理機能（如荷爾蒙的製造、生育、細胞傳輸、神經系統與皮脂腺的分泌等）的部份稱為**必需脂肪**（Essential fat）。男性的必需脂肪約為體重的3%，而女性約為體重的12%。

人體的脂肪百分比稱為**體脂率**（體脂肪百分率，Percentage body fat），體脂率可以用儀器測出。

體脂率 %＝（體脂重量／體重）x 100%

所以體脂重量＝體重 x 體脂率 %

理想體脂率建議如下：

性別	小於30歲理想值	小於30歲理想值	肥胖
男性	14～20%	17～23%	25%以上
女性	17～24%	20～27%	30%以上

為了上班族方便記憶，理想體脂率上限可以簡化成：

30歲以上男性，理想體脂率上限應小於23%。

30歲以上女性，理想體脂率上限應小於30%。

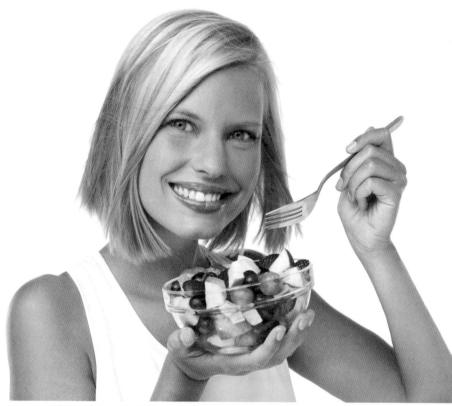

要瘦，還是可以吃美食，只要維持「出比進多」的原則，就不會變胖。

女性的必需脂肪量多於男性，加上雌激素的刺激與肌肉量少於男性，所以女性的體脂率大於男性。

評估自己是否有體脂過多的問題，建議家中或辦公室準備體脂計測量體脂率。體脂計是利用體脂肪不導電的原理，對身體通過低電壓電流，測出電阻來估計體脂百分比。

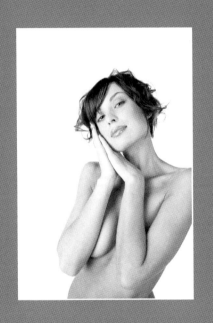

三、 利用理想體脂率打造理想體重

我們重新再看一次在第五章出現的歐先生：他的身高是170公分，體重85公斤，腰圍98公分，體脂率36％，BMI經計算為29.4。

體脂重量（Body fat mass）＝體重 x 體脂率

除脂體重（Fat free mass）＝體重－體脂重量

扣除體脂重量後的體重稱為**除脂體重**，主要成分為肌肉、骨骼與水分（蛋白質、礦物質與水分）。除脂體重和基礎代謝率成正比，**除脂體重越重，越不容易發胖！**

理想體脂體重上限＝（除脂體重）／（1－理想體脂率）

男性理想體脂率建議小於23％，女性建議小於30％，所以：

男性理想體脂體重上限 ＝（除脂體重）／（1－23％）＝（除脂體重）／0.77

女性理想體脂體重上限 ＝（除脂體重）／（1－30％）＝（除脂體重）／0.7

我們可以計算出歐先生他的：

體脂重量＝85公斤 x 36％＝30.6公斤

除脂體重＝85公斤－30.6公斤＝54.4公斤（水分＋礦物質＋蛋白質）

若我們希望歐先生的理想體脂率上限為23％，則歐先生的理想體脂體重上限＝54.4／0.77＝70.6公斤。

四、 肥胖的種類

身體的健康跟體脂肪的百分比（體脂率）與分布位置有關：

1.雄性脂肪（Android fat）：

當脂肪堆積在腹部、軀幹與上臂為主，稱之為雄性脂肪，此處脂肪堆積過多，稱之為蘋果型身材、**蘋果型肥胖**（Apple-shaped obesity）或中心型肥胖（Central obesity）。

堆積在腹部的就是剛剛所提的內臟脂肪。經常發生於男性，也就是大家熟知的「中廣身材」，容易造成**糖尿病、心血管疾病、性荷爾蒙失調、關節炎、睡眠呼吸中止症候群與特殊癌症**的風險。當我們透過節食或運動進行減重時，此處的脂肪可以明顯消除，

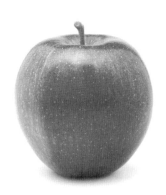
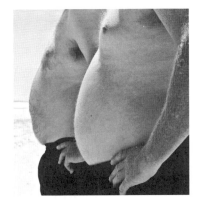

降低上述疾病的風險。雄性脂肪不只有男性會出現，女性年齡越增加，甚至是停經後，很容易看到腹部脂肪快速堆積。

2.雌性脂肪（Gynoid fat）：

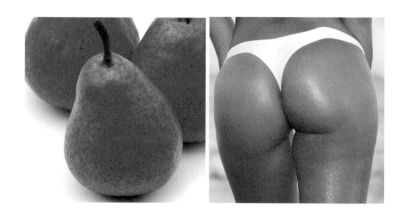

　　當脂肪堆積於大腿及臀部，稱之為雌性脂肪，與雌激素的作用相關，所以主要發生在女性。這裡是真正進行減重時，脂肪也較無法改變的區域。此處的脂肪過多會形成所謂的**梨型肥胖**（Pear-shaped　obesity）。

　　雌性脂肪對健康的影響，主要在於下肢承受過重的壓力，而產生髖關節或膝關節**退化性關節炎**，但與代謝疾病較無關係。

　　如果脂肪過多且均勻堆積在軀幹、腹部、臀部與大腿，此時身體脂肪分布形狀有如鵝卵，稱為**卵圓型肥胖**（Ovoid-shaped

obesity),同時會有上述所有疾病的風險。女性年齡越大,特別是
停經後,如果不控制體重,就很容易演變成這種體型,**同時具有代
謝及骨關節疾病兩大風險!**

　　不論男女,**透過節食與運動,最能減下的是雄性脂肪(內臟
脂肪)**,也就是可以明顯感受到腰圍逐漸縮小,對健康的助益也越
大。臀部跟大腿的雌性脂肪,就比較難以消除,但這裡的脂肪對健
康危害較小。

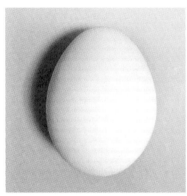
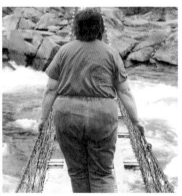

五、 脂肪分布的評估

　　測量人體雄性脂肪與雌性脂肪的分布可用**雙能量X光吸收儀**

（DEXA，dual-energy X-ray absorptiometry）來檢查。以低輻射X光掃描全身，再由電腦依據影像計算出**脂肪、礦物質（骨骼）及非礦物質的軟組織**的百分比。

理想的**雄性脂肪與雌性脂肪比值**（The ratio of Android to Gynoid fat，the A/G ratio）應該要小於1，表示腹部脂肪落在較正常的範圍。

The A/G ratio < 1

自行評估內臟脂肪（雄性脂肪）是否過多，還可用兩個工具：

1.腰圍：

男性腰圍超過90公分（約35.5吋，可記為36吋），**女性腰圍超過80公分**（約31.5吋，記為32吋）。實用性高，後面章節提及代謝症候群的評估時，還會再利用腰圍這個簡易工具。

・量腰圍的方法：

先找到**肋骨下緣與骨盆骨（腸骨）上緣的中點**做記號。將皮尺沿著剛剛做記號的高度，**水平環繞**整個腰部，皮尺平貼皮膚但不要

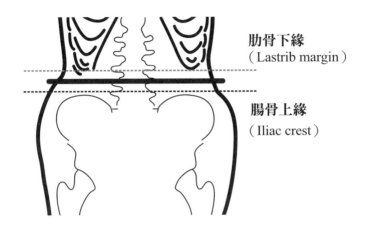

肋骨下緣
（Lastrib margin）

腸骨上緣
（Iliac crest）

緊壓，雙手自然下垂，自然呼吸，吐氣結束後測量腰圍。

2.腰臀比（腰圍／臀圍）：

男性腰臀比超過0.9，或女性腰臀比超過0.85。

・量臀圍的方法：

先找到臀部最高點。將皮尺沿著這個點水平環繞整個臀部（身體後側）及恥骨（身體前側）測量臀圍。

六、 生活上的實際應用

這一章說明了很多肥胖的理論與測量方法，但只有兩件事，是最重要的：

1.有體脂計：

在有體脂計的情況下，熟記男女的理想體脂率，然後再計算理想體重。

體脂重量＝體重 x 體脂率

除脂體重＝體重－體脂重量

男性理想體脂體重上限 ＝（除脂體重）／（1－23%）＝（除脂體重）／0.77

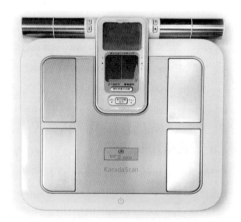

想知道身體脂肪比，就需要體脂計。

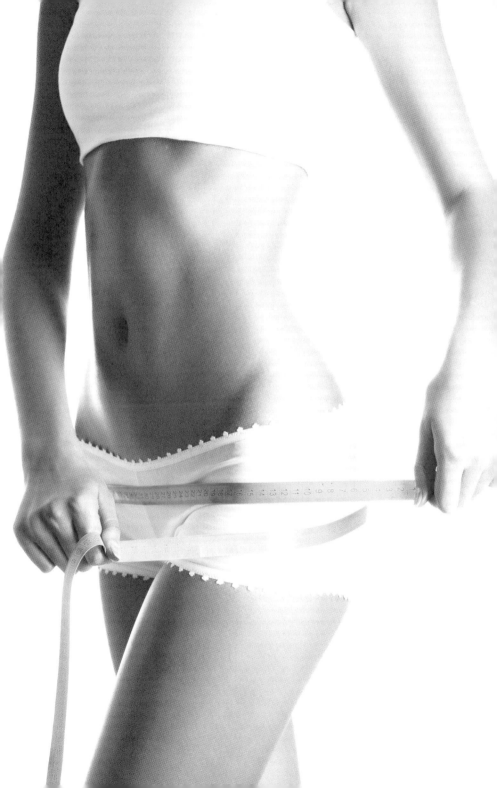

女性理想體脂體重上限 ＝（除脂體重）／（1－30%）＝（除脂體重）／0.7

2.無體脂計：

無體脂計的狀況，可利用上一章的標準體重計算加上腰圍測量，簡單有效監控體重，這其實是最實用又便利的方法。

男性標準體重 ＝（身高公分－80）x 0.7公斤

女性標準體重 ＝（身高公分－70）x 0.6公斤

標準體重正負10%為理想體重範圍。

男性腰圍不超過90公分（記為36吋）。

女性腰圍不超過80公分（記為32吋）。

經驗上建議男性可將減重目標設在**標準體重＋10%**，多半對健康已有很大的改善，而且不至於有臉頰凹陷等外觀問題。傳統上大家對於步入中年的男女性的外觀還是以臉頰豐潤為美。若仍有代謝疾病，才考慮進一步減到標準體重。

同樣考量下，女性可將減重目標設在**標準體重**。若對身材要求較為嚴格，除了運動健身外，建議不要將體重減到標準體重－10%以下，以免體重過輕對身體產生危害。

第八章
假胖真壯？假瘦真肥？

　　運用標準體重的計算或身體質量的計算來評估體重，是相當方便的工具，可信度也很高，但最大的缺點就是**無法顯示出脂肪的重量與分布。**

　　有時候一個年輕男性體重計算起來雖然過重，但我們可能發現他的體脂率正常，腰圍也正常，過重的重量來自於肌肉骨骼，這其實是一個強壯的身體，應該維持正常運動，而不必減重；但同樣的身高體重落在中壯年的男士，我們就可能發現他有過多的體脂率與腰圍，屬於代謝症候群的高危險群。

　　同樣的，有些女性體重過重，但我們一樣可能發現某些年輕女性體脂率雖然較高，但集中在臀部大腿，腰圍正常，屬於梨型肥胖，這樣並不會引起代謝異常；而很多女性則是在生產完或停經後，腰圍過大，腹部內臟脂肪直線上升，最後還是一樣被劃入代謝症候群的高危險群。

　　還有某些女性，體重與體脂肪正常，但透過身體組成分析的檢

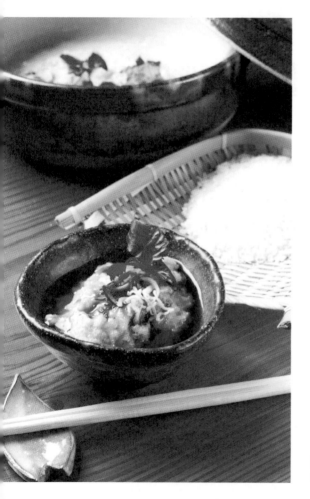

查，會發現她的骨質與肌肉重量皆不足，多半來自於運動的缺乏，隱含著未來發胖的機率與代謝疾病的風險。

當然還有些女性已經減重過度，最常看見的問題就是出現明顯的骨質疏鬆，有些極端的例子還會發現，體脂肪不足已影響到荷爾蒙的製造，干擾到正常生理週期，甚至心理上的健康。

我們把前兩章的公式整理如下，然後來看一些臨床上的實例：

好的減肥方法，應該要能正常攝取各類營養素。

1.標準體重的計算方法：

男性標準體重＝（身高公分－80）x 0.7公斤

女性標準體重＝（身高公分－70）x 0.6公斤

2.身體質量指數（BMI，body mass index）的計算公式：

BMI＝體重／身高平方

（體重單位為公斤；身高單位為公尺）

3.理想體脂率上限：

30歲以上男性，理想體脂率小於23%。

30歲以上女性，理想體脂率小於30%。

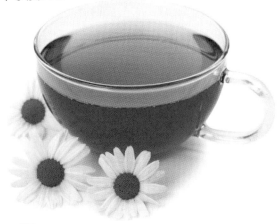

4.體脂重量：

體脂重量＝實際體重 x 體脂率 %

5.除脂體重（水分＋礦物質＋蛋白質的重量）：

除脂體重＝實際體重－體脂重量

6.理想體脂體重上限

男性理想體脂體重上限＝除脂重量／（1－23%）＝除脂體重／0.77

女性理想體脂體重上限＝除脂重量／（1－30%）＝除脂體重／0.7

接下來我們來看一些實例：

範例一．蘋果型肥胖男，53歲

身高（公分）	168	
體重（公斤）	95	
身體質量指數BMI（公斤/公尺^2）	33.7	
體脂率（％）	35.8	
腰圍（公分）	109	
體脂重量（公斤）	34	
除脂體重（公斤）	61	
標準體重（公斤）與範圍	61.6	55.4～67.8
理想體脂體重上限（公斤）	79.2	

　　上面這個男士實際體重遠超出標準體重範圍，BMI也大於27的肥胖標準，所以體重明顯過重。他的體脂率遠大於23％，加上腰圍大於90公分，所以屬於典型的蘋果型肥胖。這類人的代謝指標與肥胖相關疾病必然相當明顯，以這種情況來說，毫無疑問需要減肥！

　　我們如果用理想體脂的上限23％，建議他減重的第一個目標可以減到79.2公斤。等體重減到此目標，再重新評估體脂率、腰圍與血液中的代謝指標，然後再設定下一個減重目標。

範例二. 假胖真壯男，37歲

身高（公分）	170	
體重（公斤）	71.5	

身體質量指數BMI（公斤/公尺2）	24.7	
體脂率（％）	12.6	
腰圍（公分）	79	
體脂重量（公斤）	9.0	
除脂體重（公斤）	62.5	
標準體重（公斤）與範圍	63	56.7～69.3
理想體脂體重上限（公斤）	81.2	

　　第二個例子中的男士，實際體重超出標準體重10%以上，BMI介於24～27之間，屬於體重過重的範圍。

　　但我們實際觀察這位男士，其實並未有任何代謝疾病，理由在於他的體脂率才12.6%（體脂重量9公斤），除脂重量相當重，所以他是一位強壯的肌肉男而非肥男，這在運動風氣很盛行的今日並不罕見。對於這位壯男，我們不會建議他減重，因為他無肥可減！只要繼續保持良好運動習慣及控制飲食即可。

範例三. 正常男，28歲

身高（公分）	172	
體重（公斤）	63	
身體質量指數BMI（公斤/公尺^2）	21.3	
體脂率（％）	20	
腰圍（公分）	80	

體脂重量（公斤）	12.6	
除脂體重（公斤）	50.4	
標準體重（公斤）與範圍	64.4	58.0～70.8
理想體脂體重上限（公斤）	65.5	

範例三的男士實際體重略少於標準體重，但落在標準體重範圍。BMI、體脂率與腰圍都在合理範圍，因此是一位身材相當標準的男士。所以他可以繼續維持他現在的體重。

範例四. 排骨男，31歲

身高（公分）	161	
體重（公斤）	45	
身體質量指數BMI（公斤/公尺²）	17.6	
體脂率（％）	6	
腰圍（公分）	65	
體脂重量（公斤）	2.7	
除脂體重（公斤）	42.3	
標準體重（公斤）與範圍	56.7	51.0～62.4
理想體脂體重上限（公斤）	54.9	

範例四這位男士體重遠輕於標準體重範圍，BMI也小於17.5，體脂率更只有6%，明顯是一位體重過輕的排骨男。

這類體型雖然血壓、血脂與血糖報告都非常正常，但多半有**肌肉量不足、骨質缺乏或骨質疏鬆**的現象。這其實對身體的免疫功能、荷爾蒙的製造、組織修復能力與抵抗疾病都會有不良影響。所以一定要找出體重過輕的原因（例如甲狀腺亢進、消化道疾病、肺病或精神科疾病等）並加以治療或矯正。

範例五. 卵圓型肥胖女，58歲

身高（公分）	149	
體重（公斤）	56	
身體質量指數BMI（公斤/公尺^2）	25.2	
體脂率（％）	35	
腰圍（公分）	88.5	
體脂重量（公斤）	19.6	
除脂體重（公斤）	36.4	
標準體重（公斤）與範圍	47.4	42.7～52.1
理想體脂體重上限（公斤）	52	

範例五是一位停經後的女性上班族，實際體重略超出標準體重範圍，BMI也屬於體重過重。但最重要的重點是她的體脂率已經超過30％，腰圍也遠超過80公分，所以這是一個非常常見的典型卵圓型肥胖女性。

肥胖再加上停經後已經失去雌激素的保護作用，所以她已落入

代謝疾病與骨關節退化疾病的高危險群，甚至原先不易發生在女性身上的高尿酸或痛風也可能發生在她身上。所以這種體型的女性應該要積極控制體重，減去身上多餘的脂肪。

　　我們如果用女性理想體脂的上限30%作為標準，建議她減重的第一個目標可以減到52公斤，剛好跟標準體重計算出來的上限類似（52.1公斤）。體重減到此目標後，仍然需要重新評估體脂率、腰圍與血液中的代謝指標，再決定是否需要繼續減輕體脂肪或規律運動即可。

範例六. 卵圓型肥胖女，36歲

身高（公分）	170	
體重（公斤）	84	
身體質量指數BMI（公斤/公尺^2）	29.1	
體脂率（%）	39	
腰圍（公分）	96	
體脂重量（公斤）	32.8	
除脂體重（公斤）	51.2	
標準體重（公斤）與範圍	60	54～66
理想體脂體重上限（公斤）	73	

　　範例六的女性上班族還未停經，但我們可看見她的實際體重已經超過標準體重範圍，BMI已達肥胖標準。最重要的是，她的體脂率明

顯過高且腰圍過大。所以她同樣也是代謝疾病與骨關節退化的高危險群，只是**在雌激素的保護之下，血液中的代謝指標有時候不會有太大的異常**，但也反而會讓她忽略減重的必要性。這類體態的女性上班族其實應該要積極減肥，否則隨著年齡增加，肥胖相關的健康指標會逐漸亮起紅燈。

我們如果用女性理想體脂的上限30%作為標準，建議她減重的第一個目標可以減到73公斤。體重減到此目標後，仍然需要重新評估體脂率、腰圍與血液中的代謝指標。

範例七. 梨型肥胖女，25歲

身高（公分）	160	
體重（公斤）	62	
身體質量指數BMI（公斤/公尺^2）	24.2	
體脂率（%）	31	
腰圍（公分）	77	
體脂重量（公斤）	19.2	
除脂體重（公斤）	42.8	
標準體重（公斤）與範圍	54	48.6～59.4
理想體脂體重上限（公斤）	61.1	

範例七的年輕上班族實際體重超出標準體重範圍，BMI屬於體重過重，體脂肪也過高，但她血液中的**血脂與血糖指標都在正常範**

圍。真正的原因是她的腰圍屬於正常範圍，脂肪多半分布在臀部與大腿（雌性脂肪較高），所以她是屬於梨型肥胖，屬於體質的關係（雌激素的作用），其實並沒有強烈的理由需要減重。就算刻意減重，臀部與大腿脂肪也減少得很有限。

範例八. 正常女，33歲

身高（公分）	158	
體重（公斤）	51	
身體質量指數BMI（公斤/公尺^2）	20.4	
體脂率（％）	27	
腰圍（公分）	74	
體脂重量（公斤）	13.8	
除脂體重（公斤）	37.2	
標準體重（公斤）與範圍	52.8	47.5～58.1
理想體脂體重上限（公斤）	53.3	

　　範例八的女性實際體重落在標準範圍，BMI與體脂率皆正常，若以理想體脂的上限30％來計算理想體脂重量，也符合標準。所以這位上班族女性可以繼續利用飲食及運動保持其體重，無須為了身材，刻意減重。

　　有些女性因為對身材要求較嚴格，多半會覺得計算出來的標準體重仍過重，我一般給兩個重點建議：可以將體重減到**標準體重下限**

（**標準體重減10%**），以這位女性來說就是47.5公斤，或者BMI不要低於18.5，否則對於身體健康會有些不利的影響。

範例九. 假瘦真肥女，47歲

身高（公分）	158	
體重（公斤）	52	
身體質量指數BMI（公斤/公尺^2）	20.4	
體脂率（％）	32	
腰圍（公分）	78	
體脂重量（公斤）	16.6	
除脂體重（公斤）	35.4	
標準體重（公斤）與範圍	52.8	47.5～58.1
理想體脂體重上限（公斤）	50.5	

範例九的女性步入中年以後，體重雖然都落在正常範圍，但如果檢視其**體脂率，卻有逐年上升現象，而除脂重量中的水分、肌肉與骨骼重量則逐年減少**。這種現象經常發生在無運動習慣的上班族女性。

我們可以在其體檢報告發現，她的腰圍78公分已經逼近上限80公分，已有代謝性疾病（三酸甘油酯、高密度脂蛋白與血糖指標異常），甚至也出現了骨質缺乏與脂肪肝的現象。**建議需要培養運動的習慣，以維持肌肉與骨骼的重量**，才能維持身體的代謝率，減

少未來繼續發胖的機率。

範例十.　排骨女，23歲

身高（公分）	168	
體重（公斤）	44.4	
身體質量指數BMI（公斤/公尺^2）	15.7	
體脂率（％）	16	
腰圍（公分）	66	
體脂重量（公斤）	7.1	
除脂體重（公斤）	37.3	
標準體重（公斤）與範圍	58.8	52.9～64.7
理想體脂體重上限（公斤）	53.2	

　　這位剛開始進入職場工作的女性實際體重低於標準體重範圍，BMI遠低於18.5的底線，體脂率僅有16％。雖然她的血液檢查報告中的代謝指標都非常漂亮，但可以發現她已有嚴重的骨質缺乏與肌肉不足的現象，**甚至還會停經：因為體脂肪太少，已經無法製造荷爾蒙以維持正常生理機能！**

　　一些過瘦的女性可能有甲狀腺疾病、消化性疾病（胃潰瘍、慢性腹瀉）、慢性感染，甚至惡性腫瘤等健康問題，或者因職場壓力無法正常進食三餐的現象，**但臨床上最常見的狀況是對於自己的身材過度要求**，所以導致體重過輕，甚至到後來會出現精神方面的疾

病（厭食症）。

　　所以身體體重過輕必須被視為一個重要的健康議題，因為這已同時牽涉到身體與心理的健康。

．．．

　　以上是本章詳列的一些實例，重點在於說明何種體型會真正影響到健康，以及需要採取的對策為何。體重過重不見得就有肥胖問題，體重正常也可能有脂肪過多的現象，所以**減重的目的在於減去過多影響健康的內臟脂肪，也就是「減肥」，而不是單純的「減重」。**

　　最後還有一件事要說：這世界上體重過重的精壯男與肌肉女真的很少，少到可以忽略不計，絕大部分體重過重的人都是胖男肥女。

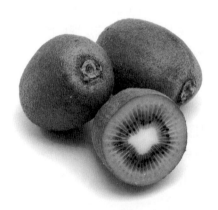

第九章
減肥之前：
知識、態度、信念與行為

　　我們執行一件計畫之前，必定會有很多因素，讓你相信這件事可能是有用的，或者真的是可實行的，而且有成功的希望，你才有可能付諸行動。所以無論從事任何工作上、生活上或健康上的行動，最重要的基礎在於**信念**（Belief）。

　　相信神佛才會去拈香祈福；相信彩券有中大獎機會才會集資購買；相信醫師的忠告，才會開始接受治療。所以信念對於人類的行為影響相當重大，如果沒有強大的信念，執行計畫就會躊躇不前或者虎頭蛇尾，最後以失敗收場。

　　減肥這件事，就充滿太多知識與各方意見，所以才會變得相當複雜、難以執行。減肥若只有一個很明確的方法就會成功，就不會每月每年有來自各界的老師、專家、藝人、營養師、體能老師及醫師不斷出版各種神奇的減肥書籍。這反映了兩件事：**有減肥需求的民**

眾數量相當的龐大，以及減肥並無明確有效的方法。

減肥書籍可以說是人類歷史上出版量最大、種類最多、最浪費紙張及最不環保的產物之一。那減肥有無明確有效的方法？當然有，只是大家都不信！

這個方法就是**節食**，也就是**控制飲食熱量**。但需要用安全的方法節食。

為何當每一本減重教科書、營養學、學術論文都已經告訴你節食是最重要且最有效的方法時，卻仍然很少人採用？因為節食這個方法讓減肥業者無法獲利，聽起來也不夠神奇，加上人類天性抗拒飢餓，所以根本沒有吸引力。也正因如此，節食永遠都是各種神奇減肥方法的附屬品。然後絕大部分的人也都減重失敗，因為主角變成配角，本來就會以悲劇收場。

任何有效行動的產生，都會經過幾個步驟，也就是俗稱的KABP模式：

- 知識 Knowledge
- 態度 Attitude
- 信念 Belief
- 行為 Practice

知識改變了看待某件事的態度，所以會產生堅定的信念，最後付諸實施！

正確的知識帶來正確的信念跟行動；不正確的知識帶來錯誤的信念，產生錯誤的行為，或抗拒正確的行為。

所以，接下來幾個章節，並沒有提出很神奇的減肥觀點，而是讓你了解什麼才是正確而可執行的減肥方法！而且要相信它，才能堅持下去，達成減重成功並預防疾病的目的！

說穿了，我寫的這本書，就是一本包裝過的「節食」減肥書籍。

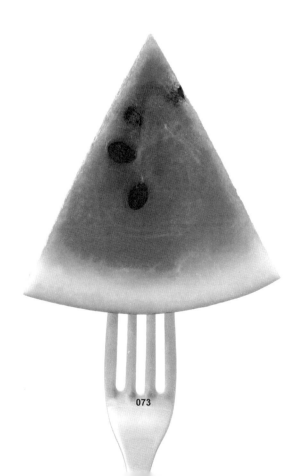

第十章
體重哪裡來的？
物質不滅定律！

　　我們在第七章談過，身體的組成主要有四大成分：水分、脂肪、礦物質（骨骼）與蛋白質（肌肉）。 所以我們測量出來的體重其實包含這四種主要成分。本章的標題「體重哪裡來的」，是一個很好笑的問題：因為，**體重當然就是吃來的！**

　　所有跟體重相關的問題都是**物質不滅定律**。體重的變動取決於進（飲食）與出（代謝燃燒、運動燃燒、排泄與水分蒸發）。

　　進多出少，體重增加；進出平衡，體重不變；進少出多，體重下降。沒有太多高深的理論。體重的變動完全跟存款一樣。天外飛來一筆或無緣無故消失都是有問題的。

　　體重是一組數字，所以有關體重的管理，都跟數字有關，模糊的定性方法無法調節體重。 但就是一堆人千方百計要幫自己的肥胖體質或減肥失敗找藉口：遺傳的、特殊體質、生了怪病、明明吃很少

也會胖、很努力運動體重也不會下降的體質、昨天新聞報導的最新研究說我可能是身體分泌一種奇怪的化學物質才變胖的……

　　替自己找一堆藉口，是無法減重的！因為體重只能是吃來的，吃進體內的東西除了基礎代謝、消化、建構身體組織與運動所需，多出來的水分會短暫存流體內，若無心臟、肝臟或腎臟疾病，多餘的水分就會排出體外；多出來的熱量與營養成分則會以肝醣、脂肪、肌肉與骨骼儲存於體內，使體重增加。如果無法進食、飲水、消化道無法吸收或身體代謝過快（例如甲狀腺亢進），則身體就會燃燒肝醣、脂肪，使體重下降，肌肉與骨骼重量也會下降。

　　飲食以外，影響肌肉骨骼重量的，就是運動。規律運動可使肌肉與骨質增加，大量運動還可以燃燒脂肪；不運動則會使肌肉萎縮與骨質流失。

　　臨床上常看見肥胖上班族的身體組成中，肌肉與骨骼重量比標準值還好，但脂肪增加更多，這是因為身體承受了太大的體重，肌肉與骨骼被動成長的結果；但也因為脂肪增加太多，所以並不是一個健康的狀態，除了代謝疾病外，心臟跟關節都負荷太大重量，雖然有一個看似漂亮的骨密度與肌肉重量，但其實身體處於心血管疾病、代謝疾病與退化性關節炎的危機。

　　開始減重以後，脂肪下降幅度會最大，但肌肉與骨骼也會同步下降，所以可保持規律及中低強度的運動，讓肌肉及骨骼重量不至於下降太多。

　　既然體重是吃來的，要減輕體重，特別是脂肪部分，也須以**管控飲食**為主要手段。

第十一章
經典肥胖語錄問與答

　　門診經常會聽到很多肥胖患者描述很多不可思議、匪夷所思的內容，不過，雷同度卻很高……

．．

　　發小姐：怎麼辦，我連喝水都會胖。

　　我：不可能，難道妳會行光合作用嗎？胖就是吃來的！我們來試
　　　　試看，這個星期妳只喝水看會不會變胖？

　　歐先生：請問醫師，吃什麼才會瘦？

　　我：**只有不吃跟少吃才會瘦。**任何含熱量的食物都是吃越多越
　　　　胖。只有罹患重度糖尿病時，才會吃越多體重越輕。

　　我：只要如此如此這般這般的控制熱量，就可以把體重減下來。

　　發小姐：**這樣會不會「營養不良」啊？**（胖子最怕食物被剝
　　　　奪，會找盡各種理由拒絕節食。）

我：妳目前是「營養過剩」，請不必擔心營養不良的問題。

歐先生：我知道我缺乏運動，明天起我要開始大量運動。

我：如果你真的會去運動，就不會來問我該怎麼減肥了。（而且很可能運動完之後跑去大吃一頓……）

發小姐：你叫我少吃甜的，請問什麼東西算是甜的？

我：糖果是甜的、蛋糕是甜的、珍珠奶茶是甜的、鳳梨酥是甜的……我還要繼續舉例嗎？

歐先生：我知道了，從明天起，我就要開始絕食，快速把體重減下來！

我：快速減重就會快速見到上帝！即便是斷食，也無法快速減重。事實上，我也完全看不出來你有這種意志力……

發小姐：請問醫師，**吃素可不可以減肥？**

我：牛跟羊也都吃素，為何還是變成肥牛跟肥羊？**吃素只能減少罪惡感，無法減肥。**雖不吃肉，但吃太多澱粉與油炸豆類，體重依然會快速上升。體重決定於**攝食的熱量，而不是食物種類。**

歐先生：請問醫師可不可以幫我查一下我去年的體重是多少？

我：……（完全拒絕面對現實，擺爛到底。）

發小姐：**為什麼我一直做運動還是會胖？**

我：……（因為妳一直吃啊。）

歐先生：為什麼肚子不餓就不能吃東西？

我：可以吃啊，但這樣就不要問我為什麼會發胖。

發小姐：**不是說早餐吃得飽，午餐吃得好，晚上少吃就會瘦嗎？**我為什麼一直發胖？

我：這只是一句諺語！發胖就是一天吃太多熱量所引起，而且妳真的會計算一天該吃多少熱量嗎？

歐先生：為什麼我都吃公司提供的「**低脂套餐**」還會變胖？

我：公司又沒跟你說那是「**低熱量套餐**」！你沒看到餐盤裡有一大碗飯，旁邊還有一大坨馬鈴薯泥……

發小姐：早餐沒吃很多我沒力氣上班，午餐少吃了會影響工作的心情，晚餐又是一家團聚的時候，不可能少吃。

我：妳確定今天是來問我減肥的問題嗎？

歐先生：我已經努力吃很少，為什麼還變胖？我只吃三餐而已。

我：真的嗎？那你昨天早餐吃什麼？

歐先生：我只吃燕麥跟豆漿。

我：很好呀！

歐先生：我晚餐經常只吃半碗飯、水煮蛋跟一些燙青菜而已。

我：咦，很不錯呀！吃得比我還少。那午餐呢？（有古怪……）

歐先生：午餐常要跟老闆出去應酬，要吃整桌宴席，所以我早餐跟晚餐都吃很少。

我：老闆只要你跟他去應酬，又沒有要你把整桌菜吃完！難怪會變胖。

發小姐：我幾乎三餐都不太吃飯，只吃菜，而且我很少吃肥肉，為什麼還會變胖？

我：……（又來了，每個都說同樣的話。）

我：理論上不太可能會變胖，那妳三餐以外還有吃別的東西嗎？

發小姐：我很愛吃巧克力、餅乾跟蛋糕這些甜食，沒辦法，我只
　　　　有這個興趣改不掉……

我：……（果然現出原形了！）

歐先生：我已經努力吃很少了，為什麼還會變胖？

我：……（有完沒完呀？）好吧，我們來比比看，我也在減肥。
　　你昨天早餐吃什麼？

歐先生：我喝了一杯奶茶，吃了一個漢堡，早上就沒吃其他的東
　　　　西了。

我：我只喝一杯500c.c.熱豆漿。

歐先生：（驚！）這樣夠哦？

我：我本來還吃燒餅油條或飯糰，開始減肥後就改吃豆漿配空燒
　　餅，適應後就只喝一杯豆漿。那你午餐吃什麼？

歐先生：公司附近吃一個排骨便當，排骨用滷的。

我：我昨天午餐吃四種青菜跟一份豆干，還有半碗五穀飯。我今
　　天準備吃20顆小番茄跟一顆芭樂，下午餓的時候吃兩片餅乾
　　或20顆左右的堅果。

歐先生：這……我輸了……

我：不過我晚上是正常吃，例如我昨天晚上吃了牛肉麵，今天可
　　能吃雞肉飯燙青菜、筍絲與豆腐。

歐先生：晚上吃多不是會胖嗎？

我：早上到銀行存錢與下午到銀行存錢，利息會有差嗎？理論上有，但這個差異小到可以忽略。除非是地下錢莊。理論上，晚上副交感神經較強，腸胃吸收力佳，晚餐跟宵夜比較容易被吸收。但這種差異不值得花時間去注意，因為**體重控制還是取決於每天總熱量是否為負平衡，不必斤斤計較哪一餐吃多吃少。**完全依照自己的生活型態來調整，不必模仿別人的飲食習慣。

歐先生跟發小姐繼續問了一堆問題：專家說早餐最重要、專家說應該少量多餐、專家說晚上不可以吃東西、專家說越飢餓就會越胖、專家說要學習和尚過午不食、專家說多吃海帶綠豆可以減肥……

我：不管你要問什麼，**肥胖就是因為吃太多，體重減不下來就是吃不夠少。**除非你想吃藥或手術，不然**體重控制永遠就是利用節食與運動這兩項工具。**

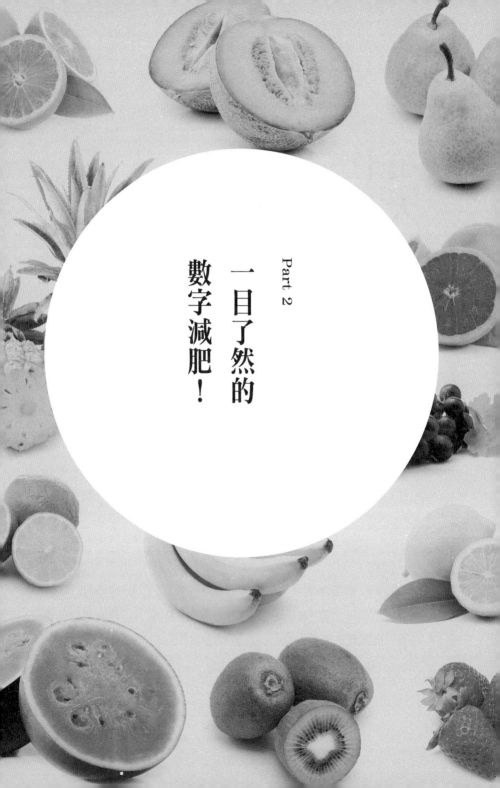

Part 2

一目了然的
數字減肥！

第十二章
天下武功無堅不破，
唯快不破

如果你真的需要減肥，那我們來審視一下有哪些武器可用？

・運動：

最耳熟能詳、最健康、最符合正義與大眾心中價值的方法。那為何你不趕快去運動，而來看這本書呢？或者為何你一直運動，體重減輕卻很有限，甚至不動如山？還有，運動真的沒有風險嗎？

・節食：

跟運動一樣耳熟能詳，但充斥很多奇怪的作法（什麼不能吃？哪一餐很重要？少量多餐？）或暴力的方法（斷食）。明明可以有效減重，但減重失敗者永遠不願意面對這個方法。

‧代餐：

代餐其實跟節食的原理完全一樣，只是由減肥業者幫你準備好低熱量食物，協助你控制每天飲食總熱量。但問題在於需要花錢購買、飲食單調，與無法學習控制進食熱量，所以停止吃代餐後就會復胖。

‧藥物：

主要有**增加代謝速率、抑制食慾、引發腹瀉與減少脂肪吸收**這幾類，但同樣需面臨幾個問題：需要醫師處方、需花錢購買、會有藥物副作用、長期使用會失效以及停藥後復胖（理由還是在於無法學習自行控制進食熱量）。**增加代謝速率的藥品經常都是跟麻黃素（或安非他命）結構相似、含有咖啡因或甲狀腺素這幾類藥品，會有心悸、顫抖、失眠、血壓增高或精神疾病等副作用，使用後對健康有極大危害**，其實得不償失。

‧健康食品、神奇的減重食物，或果汁：

不想運動節食，又害怕藥物副作用的民眾，就會選擇一個自認比較無害又簡單的方法，所以會選擇健康食品、某生機飲食專家推薦的減肥蔬果汁，或者神奇的消脂食物。但健康食品畢竟是食品，不可能有明確療效，也不能保證無副作用；還有，只要是有熱量的食物，都是越吃越胖。

‧減肥手術：

若是BMI超過35的重度肥胖者，且因為肥胖產生重大併發症或因生理、心理因素無法用其他方法減重，可以考慮減肥手術。目前常用的減重手術如胃繞道減重手術、袖狀胃切除減重手術與胃束帶減重手術，目的都是限制飲食來達到減重目的，所以基本上原理跟節食是完全一樣的。減肥手術其實效果相當不錯，但是要考慮的還是手術併發症與手術的費用。

有趣的是，**減肥手術帶來的食量減少，對於控制體重有明確的效果，但很多人卻說節食無法減重？這其實是很弔詭的事情。**

‧抽脂與溶脂手術：

同樣要考慮手術併發症與手術的費用。

. . . .

減肥沒有完美的方法。方便的減肥法，需要花上一筆費用，與承受副作用，或停用後復胖的窘境；安全的減肥，則需要創造運動環境或改變飲食習慣，效果緩慢，且需終身執行。

第十三章
減肥方法都會失敗，
唯節食不敗！

我們知道了減肥的方法後，來看一下減肥廣告常出現的用語：

· 韓國美魔女健身操加飲食控制
· 專業減肥團隊調製代餐加飲食控制
· 雞尾酒減肥藥物加飲食控制
· 天然健康食品加飲食控制
· 針灸加飲食控制
· 埋線加飲食控制
· 減肥手術（達成飲食控制的目的）

我們看完這些方法後就會知道，很多減重方法都是很虛的，而且實際效果很有限。所以推銷完主力產品後，後面一定會來這句看似

配角、但其實是最重要的話：「使用本產品**務必配合飲食控制，才能發揮最佳減肥效果！**」

其實，除了減重手術這種特殊方法外，我們可以知道**節食（控制飲食熱量）才是減肥最重要的工具**。運動雖可發揮輔助效果，但並不是效率最好的方法，也有些個人健康因素與時空環境的考量。

如果一個減肥方法號稱有神奇效果，卻還要再加上減肥藥物才能成功，那這個方法基本上就可說是毫無效果可言！

〈蝶戀花〉 宋‧柳永

佇倚危樓風細細，望極春愁，黯黯生天際。
草色煙光殘照裡，無言誰會憑闌意？
擬把疏狂圖一醉，對酒當歌，強樂還無味。
衣帶漸寬終不悔，為伊消得人憔悴。

宋朝柳永這闋詞的最後兩句說明了一件事：**在減肥理論與減重專家出現在地球之前，就有人減肥成功**，靠的當然不是運動、不是代餐、不是藥物也不是手術！而是因為思念情人食不下嚥就瘦下來了，而且「衣帶漸寬終不悔」給了我們一個很重要的線索：**光是節食就可以把腰圍瘦下來！**

只要懂得控制飲食熱量，體重不可能瘦不下來的！

周星馳的電影《功夫》裡有一句經典名言：

「天下武功，無堅不破，唯快不破。」

我把它改寫成：

「減肥方法，都會失敗，唯節食不敗！」

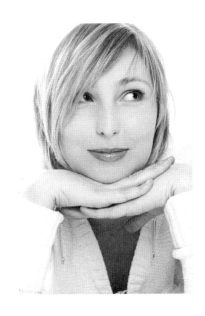

第十四章
減肥需要知道的
四個神奇數字

　　這四個數字在第一章與第五章就出現過，說實在的，一點也不神奇，不過，這些數字卻是建立控制熱量認知與信念最重要的數字！

1. 30：每公斤體重每天大約消耗30大卡熱量。
2. 7700：每少吃或運動燃燒7700大卡熱量，約可減少1公斤體重。
3. 0.3：建議每週減重0.3公斤。
4. 1500或1200：建議男性每天攝取熱量不要低於1500大卡，女性不要低於1200大卡。

　　體重是一組數字，但絕大部分的減重失敗者都沒有熱量概念，所以腦子裡裝的都是一些模糊的想法：

· **少吃多動**：少吃多少才算少？運動量多少才算多？

· **早餐吃飽，晚餐吃少**：結果早餐吃太多，晚上也沒少吃。

· **很少吃飯**：一不小心，卻吃進一堆零食或甜食。

· **每天進食的營養素分配**：記不起來也無法執行，更沒空準備食物。

· **過度期望減肥結果**：減肥成果本來就沒辦法很快出現，快速變動的體重經常都只是水分的變化。

很多民眾其實非常聰明，當他學會了熱量的計算，加上學會辨認與避開高熱量食物後，其實不需太多指導，體重就逐漸控制下來，效果非常良好！

第十五章
第一個數字「30」
與基礎代謝率

一、每天的熱量估計

　　減肥的第一件事，就是要知道自己一天身體需要消耗多少熱量。計算方法很容易記，我稱它為「懶人公式」：

每天身體需要消耗的熱量
＝體重（公斤）x 30（大卡，Kcal）

　　每天每公斤體重約消耗30大卡。所以要記得的第一個重要數字就是30！

　　如果你的體重是80公斤，每天就需要消耗80 x 30＝2400大卡。如果每天進食熱量大於2400大卡，體重就會繼續上升；如果進食熱量

低於2400大卡，體重就會持續下降。

　　如果你的體重是70公斤，每天就需要消耗70 x 30＝2100大卡。

　　如果你的體重是60公斤，每天就需要消耗60 x 30＝1800大卡。

二、減肥停滯的原因

　　很多人覺得剛開始節食後，體重下降很明顯，但是到後來就不動如山，為什麼？**因為體重下降後，每天需要消耗的熱量也隨之下降**，最後趨向平衡，如果要繼續減肥，每天進食的熱量要繼續減少，才能往更輕的體重邁進！

　　反過來說，**暴肥也會有極限**，因為體重越重，每天需求的熱量越高。除非很刻意去吃（例如相撲選手），否則胖到一定地步，體重便很難再增加。

三、女性為何不易減肥

　　因為女性需要更多的**必需脂肪**，所以本來天生的體脂率就是高於男性。

　　大部分女性的體重本來就比男性輕很多，所以若體重原來是60公

斤，每天只消耗1800大卡，當然比80公斤、每天可消耗2400大卡的男性難減肥！因為本來每日允許的熱量上限就不高。

有時候遇到體重只有48公斤的女生還想減肥，我會誠實告知難度很高。因為她每天消耗的熱量約1440大卡，而我建議女性每天攝取熱量不要低於1200大卡，所以每天僅有240大卡的空間！因此若無健康上的需求，不建議把體重降得太低。

四、什麼是基礎代謝率

在極安靜的坐臥情況下，身體每天幫你燃燒掉的熱量，稱為**基礎代謝率**（BMR，Basal Metabolic Rate）。剛才所說每公斤體重每天消耗約30大卡中，**其中的24大卡為基礎代謝率**。

而你每天日常生活如走路、上班或做家事，這一堆看似活動量很大的工作，每公斤竟然只能消耗6大卡！所以**基礎代謝率其實是燃燒熱量最大的動力**，而不是你每天所做的那些活動。

你一定有一個疑問：基礎代謝率都剛好是24大卡嗎？當然不是！基礎代謝率受到年齡、性別、身高、體重、身體組成、疾病狀態或環境溫度的影響而有所不同。我們把基礎代謝率與活動所消耗的熱量記為每天每公斤體重消耗30大卡，是為了方便記憶。因為越複雜的公式越難記憶與運用。

如果你不滿足於這個簡單公式，那我提供這個摘自國民健康局的表格給你參考，因為複雜的表格看起來比較有學問：

每天活動量	體重過輕者所需熱量	體重正常者所需熱量	體重過重或肥胖者所需熱量
輕度工作	35大卡×目前體重（公斤）	30大卡×目前體重（公斤）	20～25大卡×目前體重（公斤）
中度工作	40大卡×目前體重（公斤）	35大卡×目前體重（公斤）	30大卡×目前體重（公斤）
重度工作	45大卡×目前體重（公斤）	40大卡×目前體重（公斤）	35大卡×目前體重（公斤）

這個表格告訴你一個殘酷的事實：如果你是體重過重，而你的工作又不太需要活動，其實你每天每公斤才消耗20～25大卡（表格右上角），也就是說，若你有80公斤體重，每天實際上只燃燒了1600到2000大卡，而不是2400大卡。所以要成功減重，每天能進食的熱量比想像還少！

為什麼身體越胖，基礎代謝率越低？到底發生什麼事了？理由其實很簡單：如果你的身上充滿了能消耗熱量的肌肉，當然基礎代謝率就會提高，這就是運動的好處！若你身上多出來的都是脂肪，就等於只是吊一大塊豬油在身上而已，這塊豬油並沒有辦法幫你燃燒熱能！

五、基礎代謝率估算公式

真正的基礎代謝率很難估算，所以經常用Harris - Benedict Equation of Basal Energy Expenditure（BEE，**基本能量消耗**）做基礎代謝率的估算，但看到公式就知道，用查的就好，基本上是很難背起來的：

・**男性每天的基本能量消耗BEE＝66＋（13.7×公斤體重）＋（5×公分身高）－（6.8×年齡）大卡**

假設一位45歲男性上班族身高170公分，體重78公斤，計算出來的BEE＝66＋（13.7 x 78）＋（5 x 170）－（6.8 x 45）＝1678.6大卡。

我們用懶人公式，基礎代謝率就是每公斤24大卡，計算結果：78 x 24＝1872大卡

・**女性每天的基本能量消耗BEE＝655＋（9.6×公斤體重）＋（1.8×公分身高）－（4.7×年齡）大卡**

假設一位35歲女性上班族身高162公分，體重58公斤，計算出來的BEE＝655＋（9.6 x 58）＋（1.8 x 162）－（4.7 x 35）＝1338.9大卡

我們用懶人公式，基礎代謝率就是每公斤24大卡，計算結果：58 x 24＝1392大卡

Harris－Benedict公式運算相當複雜，但我們從這個公式可以學習到下列資訊：

- 基本能量消耗（基礎代謝率）跟**體重、身高**與**年齡**相關。
- 體重與身高對於身體熱量燃燒的相關性，男性比女性明顯。這跟男性身體組成與女性相比，有較多的肌肉及較少的脂肪百分比有關。
- 隨著年齡增加，基礎代謝率就會下降。

. . . .

如果我們用Harris－Benedict公式估算出每天的基本能量消耗（基礎代謝率）後，還要再乘一個**活動量參數**，才能估算出每日的熱量消耗。

我們以上述78公斤男士為例，已計算出基本能量消耗BEE＝1678.6大卡

- 若幾乎不運動，活動量參數為1.2，每日消耗熱量為1678.6 x 1.2＝2014.3大卡。
- 若只做輕度運動（每週1～3天），活動量參數為1.375，每日消耗熱量為1678.6 x 1.375 ＝ 2308.1大卡

・若做中度運動（每週3〜5天），活動量參數為1.55，每日
消耗熱量為1678.6 x 1.55 = 2601.8大卡
・若做重度運動（每週6〜7天），活動量參數為1.725，每日
消耗熱量為1678.6 x 1.725 = 2895.6大卡

如果我們用一開始的懶人公式計算出的每日消耗熱量：78 x 30 =
2340大卡，其實跟只做輕度運動的計算結果相近。

雖然本章介紹了很多較精確的熱量估算公式，但畢竟只適合專
家學者做學問用，真正拿到現實世界，沒人記得起來，而且容易算
錯。所以為了實用性，我建議就用本章開頭的懶人公式：**每天每公
斤體重約消耗30大卡即可。**

所以，忘掉那一大堆學理，煩請背下這個數字：30。

下一章會提到飲食熱量估計。

第十六章
第二個數字「7700」
與飲食熱量估計

一、減少吃進多少熱量可以瘦1公斤？

　　如果使進食熱量少於每天身體需要消耗的熱量，或者靠運動讓身體消耗更多熱量，讓身體熱量「入不敷出」，即熱量平衡變成負的，體重就會下降。

　　減肥的第二個數字非常重要：7700。

少吃7700大卡可以瘦1公斤體重！

　　如果體重用英制來算，等於**少吃3500大卡，可瘦下1磅體重**。

　　「少吃的熱量」可以用節食方法減少攝取，可以用運動消耗，也可以用運動加上節食，兩者並行。

　　假設你是體重80公斤的男士，每天體內所需消耗的熱量大約等於80 x 30 = 2400大卡。

・若你每天只吃1700大卡，等於每天少吃700大卡，經過7700／700＝11天，總共少吃7700大卡。也就是說，如果每天少吃700大卡，約11天後可瘦下1公斤體重。

　　你也可以每天少吃500大卡，加上做輕度運動消耗200大卡來完成。

・若你每天只吃2050大卡，等於每天少吃350大卡，7700／350＝22天。也就是說，如果每天少吃700大卡，約22天後可瘦下1公斤體重。等於每週瘦0.3公斤。

　　你可以每天少吃250大卡（約一碗白飯），做極輕度運動消耗100大卡來完成；當然也可以正常吃，但需要每天做一個可以消耗350大卡的運動，並持之以恆。

　　別瞧不起350大卡，積少成多，就是「小瘦壽」的基本精神。

二、如何估算每天進食的熱量？

　　若要估計自己進食的熱量，寫「**飲食日誌**」是最好的方法，把每

天吃進去的食物一五一十地記錄下來，然後在電腦上用搜尋引擎搜尋「熱量表」，就可以找到很多可供參考的資料。如果你喝的飲料或吃的食物是加工類的包裝食物（速食麵、餅乾、甜點），可以參考包裝上的熱量標示。現在因為數位相機普遍，且手機多半有照相功能，所以可將每天所有入口的食物都拍下來，然後再計算熱量。

　　練習計算每天進食的總熱量有很多好處：

- ‧開始關注自己常吃的食物到底熱量多高。
- ‧發現很多油炸食物、甜點與飲料所含熱量高得驚人。
- ‧開始驚訝原來自己每天吃進肚子的總熱量非常高，並不是自己想像中的「吃很少」，就會自我檢討是否該把飲食熱量再度調低。

三、熱量表準嗎？

　　一定有人會問：為什麼一根香蕉的熱量，用不同的熱量表查到的數值都不一樣？一碗白米飯到底多少大卡才是正確的？麵包種類五花八門，很多都查不到資料。甚至，餅乾上標示的熱量可靠嗎？

　　其實，食物熱量除非在實驗室操作，否則很難精確估計。同樣

的，天然食物如香蕉，也可能會有重量的差異；白米飯則因為碗的容積與盛飯量的不同，所以熱量當然大不相同；如果是加工食品，熱量估計更為困難，例如牛肉麵、鍋貼、麵包或餅乾。每家的排骨便當熱量也不可能都是一樣的。

所以，跟計算每日消耗熱量一樣，**記錄每天飲食的熱量，是要給自己心裡一個底線：每天進食的熱量是否太高？是不是經常吃到高熱量的食物？**還有，透過每天消耗熱量的運算與進食熱量的計算，就可以知道自己體重會朝增加或減少的方向移動？

雖然熱量很難估計，**但有一件事永遠是誠實的：體重計上的重量。**進食熱量過高超出身體所需，體重就無情地往增加的方向前進，不必再找理由或怪罪任何計算方法的誤差；進食熱量少於身體所需，體重計就會不斷回饋輕盈的體重給你。

所以，**設定減重目標**是減重成功最重要的關鍵。

第十七章
第三個數字「0.3」
與減肥速度

我常跟民眾說：「你在急什麼？反正都已經胖這麼久了。」

一、減肥的速度

減肥的第三個數字：建議**每週減重目標設在0.3公斤**。

我們有了減肥的目標後，再來還有一件事很重要：減肥的速度怎樣才算合理且不會影響到健康？而且是真正減輕了體內的脂肪。

我曾在一個新聞裡看到一篇很簡短的報導：

「某155公分的女生在2週內大量運動，讓體重由44公斤降到40公斤，很高興地跟其他人分享減重成功的喜悅。」

以動機來說，這個女生減重前44公斤，BMI只有18.3，已經低於18.5的合理下限，根本不需要減重。減到40公斤後，BMI僅剩16.6，這體重已經嚴重過輕，可能會影響荷爾蒙的製造，影響生理機能，其實是一個很不健康的舉動。我們來計算一下：

如果要真正瘦下4公斤，需要減少7700 x 4＝30800大卡。
若要花2週瘦下來，每天需要燃燒30800／14＝2200大卡。

若用跑步來運動，每公斤每小時消耗7大卡，她需要運動2200／（44 x 7）＝7.1小時，連續做14天。

這是很驚人的數字，我們無法得知，這個女生是否每天都做7小時的運動？若沒有，那4 公斤體重跑到哪裡去了？

一般的專家都建議，減重不宜每個月超過4公斤，即每週減重速度不超過1公斤。超過這個速度，多半是**脫水**的假象，不是真正減去肥肉，而且快速減重可能導致營養失調或電解質不平衡。

二、暴力式的減肥之一：斷食

減肥又不是為了比賽，有必要快速減重嗎？但很多人一心血來潮，就會用很暴力的減肥方式：**斷食或劇烈運動。**

　　以前聽過一位約100公斤的友人說，他曾經斷食一週，只喝水，沒吃其他有熱量的食物，結果一週後因為嚴重身體不適，意識不清，被送急診治療。我問他：「你應該瘦不到3公斤吧？」他說：「真的耶，你怎麼知道？」

　　我是這樣心算的：

・100公斤體重每天消耗熱量約100 x 30＝3000大卡。
・7天不吃任何有熱量的食物，共燃燒3000 x 7＝21000大卡。
・燃燒了21000大卡，大約可以減21000／7700 ＝2.72公斤。
・結論：用這麼激烈的方法，一週也才瘦2.72公斤。

　　如果一個60公斤的女生也用這種方法，只能瘦60 x 30 x 7／7700＝1.63公斤。並不會達到暴瘦的目的。

　　減重知識還未發達的時代，很多人嘗試過斷食減重，結果造成鉀離子與蛋白質大量流失而死亡，所以千萬不要以身試法！

　　沒吃東西當然就會餓死，這難道還需要用實驗證明嗎？

三、暴力式的減肥之二：大量劇烈運動

　　我曾在年輕的電子工程師的體檢報告中，赫然發現**血尿**與不尋常

的**肝指數GOT**上升。但他並沒有病毒性肝炎帶原或泌尿科疾病。肝炎的另一個指標GPT是正常的（GPT一定來自於肝臟；但GOT可來自肝臟、心臟與肌肉）。

我問他：你最近**小便顏色有變深**嗎？

他說：對啊。

我再問他：你最近有做劇烈運動嗎？

他說：你怎麼知道？因為同事邀我一起去運動減肥，所以只要一下班，就立刻衝去公司健身房的運動中心踩飛輪，每次都踩好幾小時，已經兩個多星期了。

我說：你這是**過度運動又缺乏水分補充**所引起的**橫紋肌溶解症**（Rhabdomyolysis）！血清GOT數值因為肌肉壞死而升高，並非肝臟發炎；肌肉壞死導致肌球蛋白（Myoglobin）濃度升高，大量出現在尿液中，導致尿液試紙檢查出現血尿的報告，若肌肉壞死更嚴重，肌球蛋白會阻塞腎小管，導致急性腎衰竭。還好你的腎功能還好，趕快請教運動教練正確的運動強度，不要自己盲目運動，否則可能得不償失！

橫紋肌溶解症好發於新兵訓練過度操練、行軍或馬拉松等運動。如果橫紋肌溶解症真的導致急性腎衰竭，患者可能會因少尿而導致全身浮腫，體重根本不會下降！

四、暴肥與暴瘦

經常有人說，我昨晚吃了好多烤肉及喝了很多啤酒，結果回家量體重，暴肥了3公斤。

這聽起來司空見慣，但我們剛剛提過，如果要增加3公斤，應該要吃進7700 x 3＝ 23100大卡才有可能。但應該沒人可以一個晚上吃進這麼多食物飲料吧？所以，那三公斤體重很多來自於水分、過多的鈉導致水分滯留體內及未排出體外的糞便。

所以這個人可能在聚餐後3天才發現，一個晚上的暴飲暴食，其實只增加了0.3公斤（當晚吃進比身體所需的熱量，多了約2310大卡），原來那突增的3公斤因為排尿、鈉離子排出體外與排便，離開了體內，並沒有真正暴肥的現象。

當然，如果這個人夜夜笙歌，一週胖2公斤，一個月胖了8公斤，並不是不可能的。

另一個70公斤的人剛好相反，他進行長跑3小時後，發現體重下降了2公斤。而隔天發現體重只瘦了0.2公斤。這是為什麼？因為那2公斤的體重其實是水分與鈉離子從汗水流失的結果，所以補充了水分與電解質後，體重就回到原來的體重。

跑步每公斤每小時約消耗7大卡，7 x 70公斤 x 3小時＝ 1470大卡。

1470 ／ 7700 ＝ 0.19，所以實際上這三小時的運動幫他減了0.2公斤。

由此可知：

體重不可能暴肥，只能積小肥成大肥。

體重不可能暴瘦，只能積小瘦成大瘦。

五、為什麼減重目標以每週為單位

為什麼是每週？不是每天或每一個月？

因為每天吃的食物、排泄運動造成水分的進出與鈉離子的滯留，都會造成體重的波動，甚至上上下下，所以用一天當間隔，會讓你感到困惑，也會覺得體重變動有限。

若以一個月作為間隔，時間過長，會導致得過且過，也會忽視每天需注意的飲食量與飲食習慣，最後不了了之。這跟在學校學習一樣，若不經常舉行段考，學生在期末考終究會來不及準備而成績一塌糊塗（我在趕稿時也是這種感覺……）。

六、減重的第三個數字「0.3」

一般而言，我建議，**每週的減重目標設在0.3公斤即可**。這是一個幾乎沒有痛苦的速度。

　　我們剛剛說過，體重1週不宜瘦超過1公斤，但如果你真的以1公斤當目標，會發生什麼事？

　　首先，1週瘦1公斤需要少吃7700大卡，等於每天必須要少吃1100大卡。

　　如果你是體重80公斤的男士，每天消耗80 x 30＝2400大卡。所以每天只能吃2400 － 1100 ＝ 1300大卡，不到兩餐的量，除非有堅強的意志力，不然很難做到。

　　如果你是60公斤的女性，每天消耗60 x 30＝1800大卡。所以每天只能吃1800 － 1100＝700大卡，這只是一個小型便當的量！一天只吃這麼少根本無法忍受。

　　要穩定地1週瘦下1公斤，是一個很難達到的目標，何況是那些乍看很吸引人的減重廣告號稱1 個月能瘦10公斤，必然是需要付出很大的代價，吃進副作用很大的藥物或食品。

　　當然你可以說，你不必全部經由食物控制，你可以用運動取代一部分的食物限制。但務必要注意，運動後不可暴飲暴食，否則毫無減重效果。

那如果我們設定減肥進度為每週瘦0.3公斤呢？

　　1週只需少吃7700 x 0.3＝2310大卡，等於每天少吃330大卡。剛剛那位80公斤的先生，少吃330大卡後，每天還能吃2400－330＝2070大卡；那位60公斤的小姐每天還能吃1800 － 330＝1470大

卡。這樣是不是讓可行性大幅增加？

　　甚至可以每天只做很輕微的運動半小時消耗100大卡（80公斤男士每天快走22分鐘，60公斤女生每天快走29分鐘），那只要節食230大卡（一晚白飯約280大卡）就可達到目標！

運動熱量消耗估計

> 快走每公斤體重每小時消耗3.4大卡。
>
> 若想靠快走消耗100大卡，則：

80公斤男士快走
需60 x 100／（80 x 3.4）＝22分鐘

60公斤女士快走
需60 x 100／（60 x 3.4）＝29分鐘

　　鋪陳那麼久，只為了跟你說一件事：**每週減重目標設在0.3公斤，是一個方便無痛苦而且可行度高的目標。**每週瘦0.3公斤，3週就可瘦約1公斤，3個月就可瘦約4公斤。所以，千萬別小看這0.3公斤！

　　任何高山都是要靠階梯一步一步踩踏上去，無法一步登天。登高

成功的最大理由就是階梯雖多，但每一小步都不會耗費太大力氣，積少成多，最後就可以順利攻頂。

　　你只要發展出一個屬於自己的控制食量與輕微運動的方法，讓自己每週都能達到這個目標，就可以忘記那些複雜的熱量公式。

減肥不缺理論，缺的是淺顯易懂的理論。

減肥其實從不缺方法，缺的是簡單可行的方法。

金庸小說裡的郭靖，只用一招亢龍有悔 就可以擊退歐陽鋒！

　　只要每週的同一天站上同一個體重計，看見比上週瘦0.3公斤，就成功了，而且這也就夠了！

　　設定減重目標是減重成功最重要的關鍵因素，接下來就是實踐的方法了。

第十八章
第四個數字「1500」或
「1200」與低熱量均衡飲食

一、極低熱量飲食

為了減肥，每天只進食400～800大卡（一天吃不到一個鐵路便當）稱為極低熱量飲食（VLCD，very low caloric diets）。一個80公斤的男性上班族每天消耗的的熱量是80 x 30＝2400大卡。若他開始每天只吃800大卡，則每天身體會額外多燃燒2400－800＝1600大卡。一週多燃燒1600 x 7＝11200大卡，相當於每週可瘦1.45公斤，一個月可瘦5.8公斤。

極低熱量瘦的速度太快，容易造成脂肪代謝異常、尿酸代謝異常、蛋白質過度流失，所以**民眾不可自行在家裡採取這種減肥方法**。特別是有痛風、心血管疾病與腎功能異常者，使用這種方法十
、。

極低熱量飲食一般用於重度肥胖（身體質量指數BMI > 30）、本身有很嚴重肥胖引起的併發症如高三酸甘油酯TG或睡眠呼吸終止症候群等。只能在醫師及營養師的監督處方下，補充足夠的蛋白質、電解質、維生素、礦物質與脂肪酸才能施行。

在這裡其實不是為了要介紹極低熱量飲食，而是要讀者記得這800大卡的底線，800大卡以下的節食方法完全不適合DIY，切記！

當然，我可能多慮了，要一般胖男肥女一天只吃800大卡，真的是不太可能。

二、低熱量均衡飲食

減少飲食總熱量但飲食營養均衡來達成減重目標，就是**低熱量均衡飲食**（Balanced hypocaloric diets）。其實就是運用我們前幾章所敘述的方法，每天進食量少於每天身體消耗的熱量，體重就會逐步減輕。

重點在於把飲食總熱量降低，什麼種類的食物都可以吃。**最簡單的概念就是飲食減量，但不能完全排除某類營養素！**（例如都不吃油，都不吃澱粉。）

為了方便記憶，我建議：

男性每天攝食總熱量不要低於1500大卡，相當於體重50公斤的

人每天消耗的熱量。

女性每天攝食總熱量不要低於1200大卡，相當於體重40公斤的人每天消耗的熱量。

這樣的建議概念是：很少有體重50公斤的男性上班族與40公斤的女性上班族還需要減肥！所以雖然1500大卡與1200大卡是我設定的兩個很主觀的數字，但有其道理存在，**目的是希望減肥的人不要操之過急而傷害到身體！**

當然跟第一段的結論一樣，對於肥胖的人來說，每天只吃1200～1500大卡真的會要他們的命。吃這麼少的食物其實需要練習與適應，絕大部分的肥胖上班族很難吃這麼少，所以我可能還是多慮了。不過，對於熱量設一道最低防線，總是可以預防那些少數的暴衝族群盲目無理性的減重。

第十九章
為何運動不是有效率的
減肥方法

運動其實是最符合「社會價值」的減肥方法。

每當我在門診告知民眾因為體重過重，導致血液檢查中的代謝指標嚴重異常，民眾的第一個反應都是像做錯事的小孩，低下頭來說：「我沒有運動……」

還有另一種人，多半是高階主管，同樣的體重過重，血液檢查結果也是一片通紅，但他們經常氣急敗壞地說：「為什麼我聽你們醫師的話天天做運動，體重也減不下來，我到底還能怎麼做？」

我們先來看兩個例子：

第一個例子：

經常出現在朋友間的網路對話，一個55公斤的女生說：我今天跟

好夥伴騎了3個小時的自行車，所以中午可以大吃大喝了。留言下方就出現一群好友坐在圓桌旁吃著高熱量食物跟甜飲料的午餐照片。

第二個例子：

現在流行可記錄運動時間、運動路徑與熱量消耗的運動錶。某男性上班族貼出的運動資訊如下：「花了1小時4分鐘跑了10.2公里，共消耗766大卡。」

先講第一個例子，假設騎腳踏車的速度是每小時8.8公里，則55公斤的女生每小時約可消耗165大卡，所以3小時共消耗了495大卡。我們用7700大卡等於1 公斤的觀念來計算，這個女生3小時的腳踏車運動幫她瘦了：495／7700＝0.064公斤。

「什麼？我運動後量體重明明瘦了1.5公斤，所以我才敢去大吃大喝的呀！」

我們透過計算就知道：**運動確實消耗了熱量，但是沒有想像中消耗的那麼多！**

突然瘦了1.5公斤，是因為水分的流失。但那495大卡已經被妳吃了1000大卡高熱量食物加倍奉還了。

運動消耗熱量可因規律運動、積少成多，達成減重目的，而且對於維持肌肉骨骼重量，保持基礎代謝率，減少胰島素阻抗及心情愉

快，都有很大的助益。但問題出現在運動所消耗的熱量跟減下的體重並沒有想像中那麼多！這種錯覺會讓你在飲食上忘記需要節制，反而吃下比運動所消耗熱量還多的食物。肌肉與骨質確實增加，但體脂肪可能不動如山。

第二個例子計算更簡單，跑步跑了約1小時，共消耗了766大卡，相當於減下766 ／ 7700 ＝ 約0.1公斤。

剛剛提到一些減肥失敗的高階主管，雖有時間安排運動，但完全忽視克制飲食熱量的重要性，所以在減肥上才會毫無進展。

我們由上面例子可知道，運動是維持健康的好方法，但在減肥這件事上，不要把目標的達成全壓在「運動」這個單一工具上，而是把它當作維持基礎代謝率的工具即可。

肥胖者做運動還有一些問題需要十分小心：

・很多肥胖者有三高及心血管疾病，甚至已經需要規律服藥。建議先從較緩和的運動著手（例如散步、快走或游泳），太強太久的運動有時候會誘發心絞痛或心肌梗塞的發作，或者糖尿病患因服用降血糖藥物或運動中未及時補充熱量，而造成低血糖的現象，都可能引發生命危險，需要多加小心。如果太久未從事運動，不妨考慮先做一下健康檢查，看一下有無三高的問題，若是肩負重任的高階主管，甚至應該**先確認心臟三條冠狀動脈暢通無阻**，再快快樂樂進行運動計畫。

- 體重過重也會影響到膝關節與髖關節的健康，若原本已有這些關節疼痛現象，要避免增加膝蓋或髖關節壓力的運動（例如走上下坡），也可以考慮先將體重減下來，再增加運動量與運動強度。最好先請教運動教練、骨科或復健科醫師的專業意見。

最後再提醒一次：**請繼續保持運動習慣，但是忘掉它是減肥工具吧！**

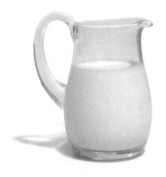

第二十章
節食是最有效、
最愛護地球的減肥方法

這一章完全是出於**哲學思考**。

先想想剛才我們舉過的例子:

慢跑每公斤體重每小時消耗7.0大卡。

快走每公斤體重每小時消耗3.4大卡。

騎自行車每公斤體重每小時消耗3.0大卡。

如果你是體重80公斤的男性上班族,想讓身體少280大卡,有幾個選擇:

· 慢跑60 x 280/(80 x 7)=30分鐘

· 快走60 x 280/(80 x 3.4)=62分鐘(約1小時)

117

‧騎自行車60 x 280／（80 x 3）＝70分鐘（約1.2小時）

‧少吃一碗飯。

如果你是體重60公斤的女性上班族，想讓身體少280大卡，有幾個選擇：

‧慢跑60 x 280／（60 x 7）＝40分鐘

‧快走60 x 280／（60 x 3.4）＝82分鐘（約1.4小時）

‧騎自行車60 x 280／（60 x 3）＝93分鐘（約1.5小時）

‧少吃一碗飯。

如果你單純為了減肥，用上述任何方法消耗這280大卡都很好。

不過，你有沒有發現哪一個方法最有效率？

但如果你運動的目的完全是因為之前暴飲暴食，所以之後需要減肥的話，例如每餐維持體重不變的這位男性上班族每餐合理量大約800大卡，女性大約600大卡；但這兩位上班族為了逞口腹之慾，兩人各吃下1200大卡，然後再去做運動的話：

80公斤男性上班族需要做下列運動燃燒那多吃的400大卡：

‧慢跑60 x 400／（80 x 7）＝43分鐘

‧快走60 x 400／（80 x 3.4）＝88分鐘（約1.5小時）

‧騎自行車60 x 400／（80 x 3）＝100分鐘（約1.67小時）

60公斤女性上班族需要做下列運動燃燒那多吃的400大卡：

- 慢跑60 x 400／（60 x 7）=57分鐘
- 快走60 x 400／（60 x 3.4）=117分鐘（約2小時）
- 騎自行車60 x 400／（60 x 3）=133分鐘（約2.2小時）

有沒有開始覺得很可怕呢？

　　首先，一餐的暴飲暴食，竟然需要付出那麼多的時間做運動才能消耗掉！你有那麼多時間嗎？如果有，你就不會發胖了！

　　還有，大家有沒有看過電視上出現一群經常暴飲暴食的肥胖上班族，在辦公室跳健康操減肥的畫面？如果你們不吃下過多的食物，為何還需要做這些毫無意義、只能震動地球的動作？農夫種田與勞工運輸糧食比這種運動畫面美多了！

　　2013年底聯合國糧農組織、國際農業發展基金與世界糧食計劃署共同在發布新聞稿中表示，全球每年約1／3、總量13億噸的糧食在生產與消費過程中損失或浪費，這足供餵飽20億人。

　　如果人類都只吃下維持體重及維持健康的熱量，就可以省下許多糧食，地球就有好幾億人口不會在飢餓邊緣掙扎，也不必再去做一大堆無意義的「減肥運動」了！

把你以前多吃的罪惡還給地球吧。**節食才是最環保、最愛護地球的減肥方法**，暴飲暴食只會付出失去健康的代價！

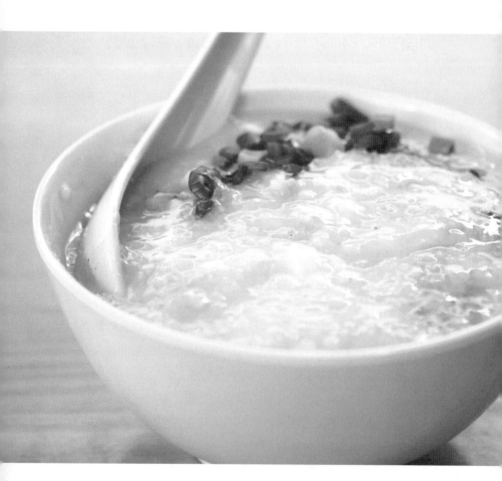

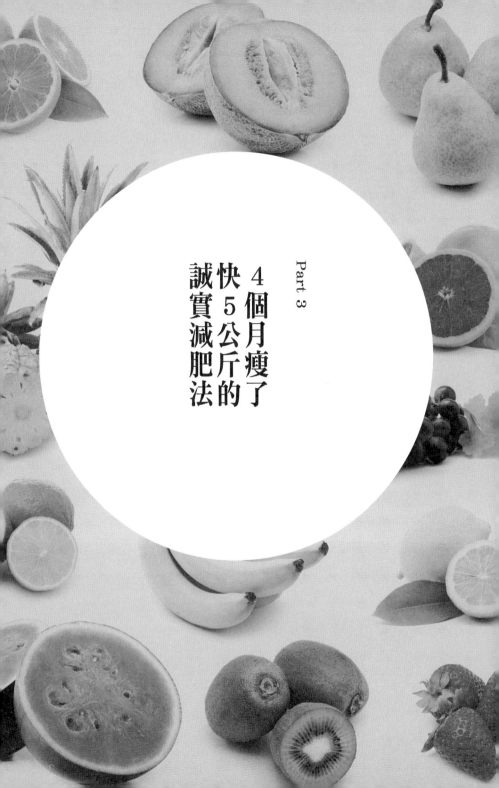

Part 3

誠實減肥法
快5公斤的
4個月瘦了

第二十一章
控制飲食的入門：
認識營養素的熱量

　　這一章很簡短，但非常重要，因為絕大部分的上班族在國中就學過了，但到了成年人就裝死不懂，所以變胖不要怪別人。

- ·脂肪每1公克有9大卡。
- ·酒精每1公克有7大卡。
- ·醣類每1公克有4大卡。
- ·蛋白質每1公克有4大卡。
- ·礦物質、維生素與水無熱量。

　　再來就是快速記憶法：

　　脂肪類食物，包含豬油、沙拉油、橄欖油等食用油，動物的皮、肥肉、五花肉、雪花肉、油炸食物、蛋糕上的奶油……等。只要眼

睛看到這些東西，就知道是最恐怖的9大卡。

　　酒精就不用細說了，應酬偶爾為之怡情養性，但建議每天喝下去的純酒精量盡量不要超過30c.c.。少量酒精有保護心血管作用（提高血清中的高密度脂蛋白HDL），大量則適得其反！而且**對於胃、肝臟、胰臟、意識、三酸甘油酯TG、血糖與尿酸UA都有不良影響**。當然，每公克7大卡這件事經常被遺忘，但事實上，酒精也是肥胖的元兇！

　　醣類（碳水化合物）就是我們一般吃的主食，以及添加甜味的來源：飯、麵條、饅頭、麵包、砂糖、甜點、甜飲料、水果內含的果糖。只要看到這些東西，就知道這是每公克4大卡。醣類是人類獲取熱量最主要的來源，代謝後的**葡萄糖也是中樞神經唯一的能量來源**，所以對於人體非常重要。**但控制體重成功最重要的核心也是在於管控醣類的攝取！**

　　因為**過度攝取醣類，特別是甜食與甜飲料，是肥胖最重要的原因。**

　　蛋白質就是魚、肉、奶、蛋與豆類。看到它們，就知道每公克是4大卡。蛋白質在減肥的過程非常重要，因為節食減肥不但會燃燒脂肪，蛋白質也會流失，所以食物中有足量的蛋白質非常重要。**蛋白質還有一個重要的角色：耐餓！**這對於減肥中的上班族是很重要的一個特質！

　　食物中很多營養素雖然沒有熱量，但對於健康非常重要，例如水分、維生素與礦物質（鈣、鈉、鉀、鎂及其他微量元素）。

　　所有營養素對於健康都非常重要，所以減肥只單挑一種食物吃，作為控制熱量的方式，是極為危險的舉動。例如常聽到的蘋果餐與蔬菜湯。減肥的目的在於減少進食的總熱量，而不是排除某些食物。

　　另外一件事很重要：不要迷信什麼食物多吃都不會胖甚至反而會瘦，**只要是任何有熱量的食物，多吃都會胖！肥胖者心中最大的惡魔，就是什麼事都要靠吃來解決。**

　　接下來我們要來學一件事：哪些食物吃完後，很快就會出現飢餓感？哪些食物比較耐餓？哪些食物有飽足感？哪些食物吃完很空虛？

　　因為，我們要學習利用節食來減肥，但我們需要一個飢餓感較少、安全及可以控制體重的節食方法。

第二十二章
高胰島素飲食與飢餓感

一、升糖指數

　　升糖指數（GI，Glycemic Index）代表我們吃進的食物，造成血糖上升速度快慢的數值。吃進高GI食物，血糖上升速度較快；相反的，吃低GI食物，血糖上升速度則較慢。

　　吃下50公克葡萄糖（或白麵包）後，以兩小時內血糖增加曲線下的面積作為基準，將葡萄糖（或白麵包）的GI值定義為100。然後用其他食物做測試，可以得到吃下其他食物後血糖上升的程度定義其GI值。

　　高GI飲食：> 70
　　中GI飲食：56～69
　　低GI飲食：55以下

　　高GI食物，會加速血糖上升，引起胰島素大量分泌，加速將血糖帶入細胞儲存，所以**容易引起飢餓感而誘發食慾，反而增加進食量，也增加人體血液或細胞中脂肪的堆積**，尤其對於血糖控制及體重控制都相當不利。所以高GI飲食又稱為**高胰島素飲食**。

　　節食其實是違反人性的，因為節食最令人不舒服的就是飢餓感！

　　所以節食的時候，一定要盡量避開高胰島素飲食（高GI飲食），因為越吃越餓，越容易再吃下更多食物而使體重繼續上升。

二、哪些食物是高胰島素飲食？

　　以下列舉一些食物的GI值屬性：

・高GI食物：

　　糯米飯、麻糬、薯條（洋芋片）、白米飯、烏龍麵、番薯、法國麵包、白麵包、貝果、甜玉米、紅蘿蔔、葡萄糖、蜂蜜、蔗糖、汽水、煉乳、爆米花、蛋糕、鬆餅、甜甜圈、冰淇淋、西瓜。

・中GI食物：

　　糙米飯、粉絲、麵線、義大利麵、蕎麥麵、太白粉（勾芡）、鳳梨。

・低GI食物：

　　全麥麵包、燕麥片、肉類及肉類製品（香腸與培根等）、帶殼海鮮與魚類、豆類與黃豆製品（豆腐、無糖豆漿）、堅果（花生、腰果）、全脂牛奶、優格、大部分的水果（番茄、芭樂、蘋果、水梨、柳橙、葡萄柚、櫻桃等）。

　　從上面列舉的這些，我們歸納出一些特性：

- ・除水果以外的甜食糕點、精緻化後澱粉類、根莖類主食都是高GI食物。
- ・全麥五穀類的主食可以落在中低GI食物。
- ・非根莖類蔬菜都是低GI食物。
- ・蛋白質與高脂肪食物（肥肉與堅果類），竟然也都是低GI食物！

三、低胰島素飲食的陷阱

　　低胰島素飲食（低GI食物）的好處就是不容易引起飢餓感，所以可以防止我們吃下更多的食物。

但我們看到一個很大的陷阱：低GI食物竟然隱藏了高熱量食物，**因為高脂肪食物竟然都是低GI食物！**雖然吃下去不容易餓，但消化後可是會讓我們吸收更多熱量，體重變得更重。

請記住，飲食避開高GI食物非常重要，但低GI食物並不等於低熱量食物！

所以我們開始要做一個聰明的抉擇：節食減肥時需要低熱量與低GI的食物，如果同時具有這兩種特質就太完美了——

有沒有這種食物呢？

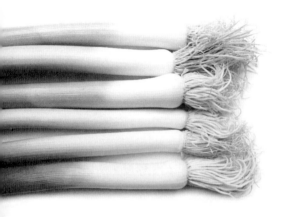

第二十三章
減肥食物的終極大抉擇：
低熱量與低胰島素飲食

　　節食減重的最大困境就是如何減少進食熱量，但又不會引起太多飢餓感。

　　我們重新審視前兩章的重點：

一、營養素與熱量：

脂肪每1公克有9大卡。

酒精每1公克有7大卡。

醣類每1公克有4大卡。

蛋白質每1公克有4大卡。

礦物質、維生素與水無熱量。

在這裡補充兩點：

1.非根莖類的葉菜類，熱量可視為0。
2.太甜的水果含有大量果糖，所以熱量很高，例如榴槤、釋迦、香蕉、芒果，千萬不要與「蔬果類」混為一談，雖然水果有豐富的纖維素與維生素，但熱量不可輕忽。

從熱量來考量，也可以知道應盡量避開或減少**脂肪**與**酒精**。

二、食物與升糖指數（GI）

‧高GI食物多半都是甜食、精緻澱粉類主食與根莖類食物。
‧中GI食物是全麥或五穀類主食。
‧低GI食物是葉菜類、水果、蛋白質食物（魚肉奶蛋豆）與脂肪類食物。

所以在飲食上，我們盡量要**避開甜食、精緻澱粉類主食**，減少**根莖類食物**（除了胡蘿蔔這個營養豐富的食物）。

接著，在熱量與升糖指數這兩個重點的考量之下，最後我們完成減肥食物的終極大抉擇：

1.減肥時應該當作主體食物的種類：

‧全麥或五穀類主食：

維持身體醣類基本所需。但切勿吃太多，畢竟它們屬於中GI食物。上班族若外食，很難取得全麥或五穀類主食，請在食用白米飯或白麵條之餘，主動補充大量蔬菜。

‧高蛋白質食物：

蛋白質的熱量大約等於醣類，而且蛋白質屬於低GI食物，**具有耐餓這個優點**，還可以補充體重下降帶來的蛋白質流失，所以蛋白質食物是減肥食物的主角。**減肥時，盡量三餐都可以吃到魚、肉、奶、蛋與豆類等其中一種高蛋白食物，這是節食減肥之所以能夠成功的關鍵。**但要注意肥肉與全脂牛奶含脂肪量高，飲食應盡量以瘦肉與低脂牛奶為主。

‧葉菜類：

葉菜類其實飽足感不強，但**優點在於幾乎無熱量負擔**，含有豐富纖維素（幫助排便、增加腸內益生菌繁殖及減少體內膽固醇）、礦物質與水溶性維生素。所以葉菜類可以無負擔大量食用，燙青菜

當然優於過油快炒的青菜。

·中低熱量的水果：

小番茄、芭樂、蓮霧、柚子、柑橘、水梨與蘋果。

2.減肥時應該避開與減量的食物種類：

·高脂肪食物：

食用油、肥肉、動物的皮、油炸食物、糕點類的奶油，或者反式脂肪。

不需刻意避開瘦肉、魚肉所含油脂或烹調食物所需的油，注意用量即可，因為身體還是需要各種脂肪酸來維持身體機能。

因國人喜歡鬆軟香甜的麵包，所以**市售的麵包製造過程中，糕餅店經常在麵包中加入過多的油脂（奶油、反式脂肪）、奶粉與砂糖**，所以麵包無法完全視為醣類食物，因為還混有很多脂肪，熱量比白米飯或白麵條都來得高。

·酒精：

酒精對於健康壞處多於好處，再加上熱量高，要盡量避免飲用。

‧精緻澱粉、甜食與甜飲料：

大家經常把肥胖的原因歸咎在脂肪，其實甜食與精緻澱粉類點心主食才是發胖的最主要元兇！因為人類從小的飲食習慣很難在正餐中抗拒不吃主食，加上蔗糖的大量生產用於增加食物風味後，人類就越吃越多這些高GI食物，雖然很有飽足感，但很容易誘發胰島素升高而產生飢餓感，然後再吃進更多的食物。所以**控制甜食與精緻澱粉是減肥最重要的手段！**

‧太甜的水果：

民眾習慣把「蔬菜水果」當作健康食物，所以經常將兩者混為一談（猶如膽固醇與三酸甘油酯，雖都是脂質，但性質大不同），加上台灣的水果又非常美味，常在不知不覺中吃進太多高熱量的水果。很多人控制體重失敗經常是敗在水果這一點上。

水果的果糖雖然不會在食用後立刻增加血液的葡萄糖濃度，但**果糖不需胰島素的協助就可轉化為脂肪儲存在體內，所以食用太多過甜的水果或市售的果糖糖漿，其實是肥胖的元兇之一！**減肥時，請盡量避開榴槤、釋迦、香蕉、芒果、鳳梨、櫻桃、荔枝、葡萄與李子等這些高熱量水果。

三、「少吃多動」這兩件事有辦法一起進行嗎？

本章節提到減肥需要盡量減少高GI與高熱量飲食，但如果你是以運動為主要的減肥手段者，這個原則就不適用於你！

一般說來，**進行強度大且持久的運動者最需要的食物來源，應該是好消化又容易轉變為熱量的醣類**，才能在運動中讓肌肉得到充分的能量保持好成績，並且使運動者耐力持久且不容易疲倦。並不需要太多消化速度慢而且又無法在缺氧情況下轉變為熱量的蛋白質與脂肪！

一般說來，若運動量少於30分鐘，不必刻意改變飲食內容；若運動量需要超過30分鐘，則80%的熱量都會來自於醣類，需調整飲食中的熱量配置，讓醣類佔熱量來源需6到7成左右。以重量來計算，蛋白質：脂肪：醣類食物配置約等於1：1：7。所以**平常需要高強度及耐久運動者，不應該以本章節的飲食建議作為減肥手段。**

所以我們也可以發現，減肥利用飲食熱量控制為手段，又要進行大量運動，其實是很難同時進行的！

因此，**我建議以節食為主要手段，再加上每天約30分鐘的有氧運動即可。**不但容易執行，而且不會牴觸到大量運動需要的飲食熱量配置，並且可在氧氣充足的運動環境下燃燒體內脂肪。

第二十四章
零脂肪的迷思

　　以前電視上出現過一個廣告畫面：清晨一位小姐起床後，慵懶地打開冰箱，冰箱裡滿滿的都是零脂肪的優酪乳，然後這位小姐就喝了零脂肪的優酪乳當早餐。這廣告的重點就是這位小姐每天都喝零脂肪的優酪乳，所以維持了輕盈的體重與曼妙的身材。

　　我們看一下某些市售飲料100c.c.的熱量：

某無糖茶飲料為0大卡

某含糖茶飲料為17大卡

某運動飲料為26大卡

某可樂為42大卡

某脫脂鮮奶為42大卡

某拿鐵咖啡為56大卡

豆漿店無糖豆漿60大卡

某全脂鮮奶為62大卡

某木瓜牛奶為63大卡

某低脂無糖優酪乳為63大卡

某零脂肪優酪乳為69大卡

某珍珠奶茶為79大卡

某原味優酪乳為86大卡

大家都知道被視為垃圾食物的可樂汽水多喝會胖，但你看到上面的一些數字之後，就會發現一些驚人的狀況。很多被當作主食的飲料，其實熱量相當驚人。

廣告裡看到的零脂肪優酪乳，每100c.c.的熱量竟然高於可樂！理由很簡單：**零脂肪不代表零糖分、零脂肪不代表零蛋白質，零脂肪更不代表零熱量。**零脂肪的優酪乳可能還有一大堆糖分，但這點不會在廣告上顯現出來。有時無糖的低脂優酪乳熱量反而更低呢。

我們看待一件事情時若經常用「定性方法」思考，就會落入陷阱！只要是含有之前提到的脂肪、蛋白質、醣類與酒精，就會帶來熱量。這種高糖零脂的飲品比無糖低脂的飲品還來得容易肥胖，因為前者含糖過高就變成高胰島素飲食（高GI）。所以我們選擇一些食物或飲品，應該注意熱量標示，不能用直覺的方法判斷其必然為低熱量或健康食物。

包裝拿鐵咖啡好像是咖啡，但熱量高於可樂；包裝木瓜牛奶看似天然，但糖分高得驚人，所以熱量處處是陷阱。我若在便利商店購買飲料，幾乎都以100c.c.約26大卡的運動飲料當作選擇的界線，盡量選更低熱量的飲料。非不得已不會選擇包裝飲品當飲料或早餐。

以後進入便利商店拿起飲料時，麻煩看一下後面的熱量標示吧！

第二十五章
減肥不需拼命：
認識飢餓與低血糖

　　節食雖然是減肥的重要方法，但務必要注意如果節食方法不恰當，反而可能會出現威脅生命的低血糖症狀。特別是那些心血來潮用斷食或過量運動的暴力式減肥。

　　服藥中的糖尿病病患、肝硬化或腎衰竭患者及需要長時間或高強度運動者，若採低熱量飲食減肥，有可能帶來低血糖的致命危機。所以控制體重需要營養師與醫師的嚴密監督指導，不適合使用本書方法自行減重，請務必小心。

　　醣類食物是身體主要熱量的來源，而葡萄糖更是中樞神經的唯一能量來源，所以當血液中的葡萄糖濃度不足（例如血糖低於60mg／dl），身體立刻會發出警告，提醒自己該進食補充糖分。

　　低血糖最常見的症狀為：

　　‧升糖素Glucagon的作用：飢餓、腸蠕動加速發出聲音。

- 腎上腺素（Epinephrine）與正腎上腺素（Norepinephrine）的作用：顫抖、心悸、心搏過速、盜汗、臉色蒼白，以及焦躁不安等。
- 神經症狀：疲倦、人格改變、譫妄、嗜睡與頭痛等。最嚴重可導致昏迷，永久性中樞神經損壞或死亡。

如果減重過程出現很不舒服的低血糖症狀，可趕緊飲用含糖飲料或吃一些餅乾點心，改善低血糖症狀。然後，需檢討幾件事情：

・是否節食幅度太大？

應該要放慢腳步去適應低熱量食物。**節食是需要練習的。**

・是否食物中含太多高胰島素飲食，特別是甜食或甜飲料？

應該考慮減少這些食物而增加高蛋白食物。**三餐都食用含蛋白質的食物比較能減少嚴重飢餓的發生。**

・是否節食的時間點不對？

若白天需要大量體力勞動，則早午餐不宜減量過多。若是晚睡的

上班族，則晚餐不可節食過度。要依照實際生活情況來調整每餐的食量。

・是否運動量加大？

如果運動強度或時間加長，必然會消耗更多體內熱量造成飢餓感，所以需要隨時注意**補充熱量、水分或電解質**。但建議減肥剛開始時，盡量不要以運動為唯一手段，否則可能會吃進更多食物。

節食減肥過程中預防過度飢餓或低血糖症狀，請記住三件事情：

1. **請不要吃甜食。**
2. **請每餐記得吃含蛋白質的食物。**
3. **只做溫和的運動就好。**

接受過健康檢查的民眾，經常在尿液檢查發現一個看不懂的異常變化：「酮體陽性」。**酮體**（ketone body）就是脂肪的代謝物，空腹越久，尿液越容易看到酮體。所以尿液出現酮體是健檢前一晚上空腹8小時以上的結果。為什麼要提這件事呢？
因為，尿液含有酮體，就是飢餓會燃燒脂肪的證據！

第二十六章
能控制食慾的員工，是企業應該要重用的人才！

肥胖的原因有千百種，不可抗拒的理由有遺傳、年齡與性別等等因素。但我們前面已經說過，體重一定是吃來的，所以肥胖當然也是吃來的。

食慾是人類生存的本能，因為身體需要熱量及營養素維持生理機能正常運作，所以能量缺乏時，就會發出低血糖的訊號，提醒我們該進食了。

吃東西是人類的本能，所以**減肥跟節食都是違反生物本能的行為**。開玩笑的說，控制食慾搞不好比控制性慾還要困難。也因為如此，**這世界上並不會有很愉快、很輕鬆、很健康、不需付出時間與意志力的減肥方法！**這是所有需要減肥的上班族都應該要認知到的一點。

如果一個人可以嚴格管控自己的食量及規律運動來達到減肥

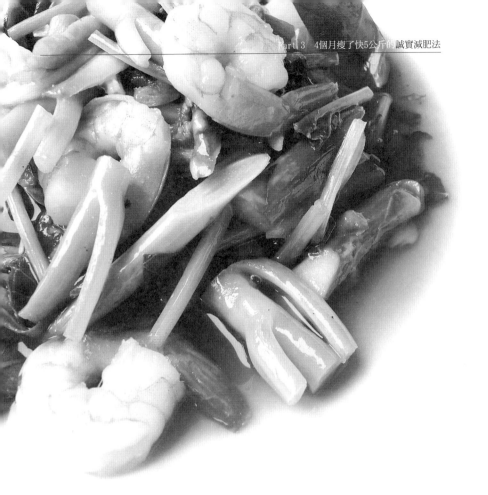

的目的、長期維持良好身材並達成促進健康的行動，必定具有相當堅強的意志力及自制能力。所以公司的主管應該睜大眼睛注意這類減肥成功的員工，具有這種特質的同仁是一家公司不可多得的人才！

第二十七章
減肥需要準備的工具

　　我們已經學習了很多減肥的知識，再來就是付諸行動的時候。我們必須準備一些簡單的工具：

一、做一個小型健康檢查

　　檢查項目應包含身高、體重、腰圍、體脂率、血壓、三酸甘油酯、高低密度脂蛋白（膽固醇）、血糖、肝功能與尿酸值等，做為減肥前的健康指標。

　　代謝指標異常，其實是誘發減肥的原動力！

　　減肥後可以重新檢查這些項目，看看有無明顯改善，作為是否進一步減肥、飲食控制與增加運動量的參考依據。

二、準備一台有小數點的電子體重計

每天量體重是減肥非常重要的一個動作。只有持續關注體重才能提醒自己無時無刻應該控制熱量的攝取與適當的運動，來減輕體重或保持身材。

我們期望每週以下降0.3公斤左右的速度減重，所以我們需要**一台可以測到小數點第一位的電子體重計**。如果用的是指針式的體重計，不斷晃動的指針與太小的數字間隔，會讓我們無法清楚判讀體重的小數第一位。

如果狀況允許，可以準備**體脂計**與**皮尺**，只是使用頻率不大。

減肥期間，建議用同一台體重計量體重。因為每一台體重計都會有誤差，用同一台體重計才能明確觀察體重的變化。很多人喜歡強調不同體重計之間的差異，然後以準確性不明當作藉口不量體重。這聽起來很荒謬，但其實司空見慣。減肥失敗者總是找遍各種藉口解釋自己無法減重的理由。

・準備一張如同月曆般的表格，標頭註明身高、現在體重、標準體重、減肥目標、減肥的下限，以及預留可填寫日期的空格。

再看一次標準體重的計算方法：

男性標準體重＝（身高公分－80）x 0.7公斤

女性標準體重＝（身高公分－70）x 0.6公斤

標準體重正負10% 為理想體重範圍。

標準體重加10%，我建議男性把它當作減肥的第一個目標。

標準體重建議為女性減肥的第一個目標與男性減肥的下限。

標準體重減10%，我建議女性當作減肥的下限。

把星期三當作驗收每週減肥成果的日子。

歐先生 2014年4月
身高170公分，體重80公斤
減肥目標69.3公斤
減肥下限與標準體重63公斤

日	一	二	三	四	五	六
	1	2	3	4	5	6
7	8	9	10	11	12	13
14	15	16	17	18	19	20
21	22	23	24	25	26	27
28	29	30				

發小姐　2014年4月
身高158公分，體重60公斤
減肥目標與標準體重52.8公斤
減肥下限47.5公斤

日	一	二	三	四	五	六
	1	2	3	4	5	6
7	8	9	10	11	12	13
14	15	16	17	18	19	20
21	22	23	24	25	26	27
28	29	30				

三、準備一台數位相機或可拍照的手機

　　將每天所吃的食物拍下來，然後對照熱量表（請在網路上搜尋），計算每天進食的總熱量。檢討有無飲食過量、吃過多高熱量食物或吃太多高胰島素飲食。

　　若一週後體重無明顯下降甚至上升，可以依此記錄調整食量。因為熱量難以精確計算，所以用體重變化來檢討飲食熱量，是最容易執行的方法。

四、集合一群想要減肥卻又意志力薄弱，缺乏動機的同事一起減肥

　　減肥成功最重要的第四個要素已經浮現了：就是**團隊力量**。

　　利用減肥的互助團隊成員間的彼此學習、彼此經驗分享與設定共同目標，可以不斷出現正向回饋，讓減肥目標真正實現。這也是我寫這本書的最重要目的。

　　減肥最重要的四個方法就是：**設定目標、節食、每天量體重與團隊力量。**

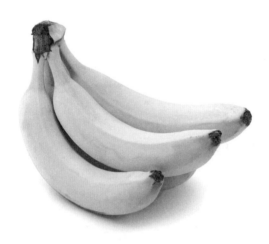

第二十八章
每天何時量體重最好？

干擾體重測量的原因很多，所以應該想辦法避開這些原因，因為我們畢竟每週想達到的目標僅有0.3公斤。光是喝一杯水的體重波動都可能會超過0.3公斤。

干擾體重測量的因子如下：

- 不同的體重計。
- 不同的測量時間：飲食飲水造成體重差異。
- 有無排便、排尿或大量出汗。
- 衣物飾品的重量。

所以前一章已經建議，**只用同一台體重計測量體重。**

最佳量體重的時間在於清晨起床排便後，未進食飲水前，未運動前，著輕薄內衣褲測量體重。這樣可以得到一個容易每天比較的體重值。

每天測量到的體重要確實記錄下來，越靠近每週驗收體重的日子，越需要注意還要不要再調整食量，讓每週的目標順利達成。

第二十九章
辦公室是肥胖的亂源

辦公室其實是肥胖最大的一個亂源：

- 久坐無時間運動。
- 愛心同事經常發放零食。
- 同事帶回旅遊特產。
- 高油高鈉便當與附贈甜飲料
- 團購美食。
- 會議點心與團購飲料。
- 慶生會蛋糕。
- 與客戶應酬。
- 下班與同事聚餐。
- 工作忙碌或網路使用習慣所增加的宵夜時間。

這樣下來，長期待在辦公室，不胖也難！

所以，在辦公室若想要減肥，有一個動作是最重要、一定要做的，就是明確昭告天下：

「寡人已進入減肥模式，請勿餵食！」

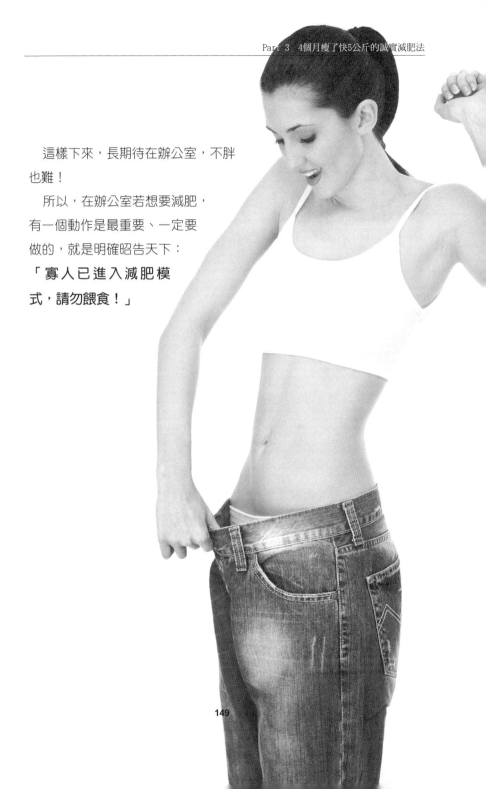

第三十章
節食就是逐步適應
食物的剝奪

　　節食其實是一個緩慢的適應過程，並沒有人可以一下子改變飲食習慣。

　　嚴重過胖的上班族，也並不太需要為了有效控制體重，一下子改變太多生活習慣。我們可以像剝洋蔥一樣，把一層一層過多的熱量慢慢剝除。因為**真實的熱量計算很難估計，所以只要確實逐步將飲食熱量減低，終有一天會看見體重穩定下降**。若體重穩定每週減少0.3公斤，則可停止在某個步驟；若體重下降開始鈍化，則繼續往下一個步驟前進。

・**移除宵夜：**重點在於早睡或晚餐不可吃太少，當然以早睡最為重要。

- **移除點心：** 太多會議點心、旅遊特產、生日蛋糕、團購美食經常出現在辦公室，一律戒除。

- **移除甜飲料：** 早餐的紅茶或柳橙汁、午餐便當附贈的冬瓜茶或乳酸飲料、下午團訂的珍珠奶茶，都需要全部移除。

- **移除酒精：** 減少應酬，以水或茶代酒。

- **移除過甜水果：** 避開榴槤、釋迦、香蕉、芒果、鳳梨、櫻桃、荔枝、葡萄與李子等高熱量水果。

- **移除精緻主食：** 避開鬆軟白麵包、白米飯與白麵條，以全麥與五穀類主食取代，或增加葉菜類與低熱量水果的攝取。

- **移除脂肪：** 避開肥肉、動物的皮、油炸食物、糕點類的奶油。多採用蒸煮烹調的食物。

- **減少醣類的主食：** 由一碗飯、四分之三碗、半碗、三分之一碗……逐步下降。特別是女性上班族本來體重就不是很重，所以能吃的主食量會比男性少很多。

·將每種食物的量均勻減少：最好可以自己準備食物。

還有幾件事，對於控制食量也會有幫助：

- ·有飢餓感才進食。
- ·吃到不餓就停止進食。
- ·足量飲水。
- ·進食後刷牙。

第三十一章
神清氣爽的飢餓感

　　我們其實都已習慣三餐定時吃飯，而且分量都太多，加上零食甜飲料，經常到了用餐時間都毫無飢餓感。若你選擇不吃東西，旁人還會貼心的詢問是否太忙或身體不舒服而沒用餐。

　　進食已經像是一個儀式化的行為，根本不是身體所需。

　　一天真的需要吃三餐嗎？

　　飲食習慣其實跟文化因素有關。

　　一百多年前在電燈還未發明之時，民眾都是日出而作，日入而息，所以一天之中只吃早晚兩餐而已，連皇帝也是如此（當然皇帝會有小點心可吃）。農夫經常工作到接近中午才吃早餐，而第二餐常在傍晚天黑前就吃完了，一到天黑，就進入休眠狀態。

　　所謂一天需要吃三餐，其實是文明演進的結果，並非生物的本能，更非一定有科學根據，至今歷史可能還不到一百年。

　　人類活動的時間逐漸延長到深夜，跟電燈的發明、電視節目的延長與網路的發明等息息相關。所以吃宵夜也是文明進展的附屬產

物，背後存在工時延長或作息失調等不利健康的問題。

　　很多減肥學說其實沒有任何嚴格的研究方法及統計分析可證明，但會被不肯改變飲食與運動習慣的民眾拿來當作藉口，這只會讓臨床醫師或營養師在衛教的時候困擾不已。

　　還是一句老話，減肥學說跟減肥研究出現前，就已經有很多人減肥成功了。

　　所以，當逐步減少飲食熱量到一個階段，你就會開始在**三餐前出現飢餓感，然後進食，這種感覺其實非常愉快，因為真實感受到身體需要熱量，而不是三餐時間硬塞給身體熱量。**

　　不餓的時候不要吃東西，若經常不餓，表示原來已經吃進太多食物了。

第三十二章
吃美食還能瘦的祕密

　　門診的時候，經常看肥胖的民眾嘆氣：難道我再也不能吃鳳梨酥了？我的人生還有什麼意義呀——

　　我說：可以啊！

　　民眾眼睛一亮：真的嗎？

　　我說：當然，吃鳳梨酥那一天，妳就少吃一碗飯！因為鳳梨酥一塊220大卡，一碗飯280大卡。好吧，還剩一口飯可以吃！

　　民眾：就當我沒問過這個問題……

　　喜歡吃美食是人類的天性，本人也不例外。

　　隨著數位相機的普及與網路社群發達後，分享生活經驗變得十分容易，尤其以旅遊與美食經驗最受到大家的喜愛。我所寫過的美食文章其實已好幾百篇，多到連自己都數不清，我的好朋友也都習以為常。

　　台灣小吃是我的最愛，但台灣小吃的特色在於使用豬油、油蔥、

糯米、勾芡、醬油、高湯等材料，而這些小吃元素其實都很容易造成肥胖甚至是高血壓。

這些東西吃多了，體重變重自然很合理，這幾年代謝指標當然也毫不客氣地出現紅字。遇到這些問題時，我自己會控制熱量，讓體重也逐步下降到較合理的範圍。

但是，我的好朋友發現，我不但在分享體重下降的體重計照片，竟然也每天繼續在網路上貼出美食的照片與文章！

於是開始出現一大堆問題：

- **請問你真的有在減肥嗎？減肥的人為何還可以吃滷肉飯、豬腳麵與鍋貼？**
- 你現在早上都會開始起來做運動嗎？
- 你是吃什麼特別的東西幫助減肥嗎？
- 美食照片是以前拍的吧？
- 這是你的體重的照片嗎？
- 可不可以教教我減肥的方法？

我的回答是：「其實我每天吃得很少，只是你們都不信！」

我其實已經回覆朋友很多次，只是他們仍然不信，還是不斷寫信來問我減重祕方。

他們看到我繼續吃美食是一個事實沒錯，但**我永遠只在網路社群上貼出「晚餐的照片」**，卻從來沒有人來問我早餐跟午餐吃什

麼？所以就產生了一個刻板印象：「減肥還能吃美食是騙人的」或「一定有什麼特別的祕方」，甚至連同業的醫師好友也都好奇地來問我。

　　本人目前的體重每天可以吃大約2100大卡左右，因為我白天的工作模式都是坐在辦公室或執行醫療檢查為主，勞心很多，卻沒有太多勞力工作，所以我**將早餐與午餐的總熱量控制在600大卡與800大卡之間**，並不會有嚴重的飢餓感。

　　一般說來，只要不要暴飲暴食或代償性的大吃，我們一餐很少會超過1000大卡。

　　舉例來說，常見中式外食熱量如下：

- 排骨便當700～950大卡之間
- 牛肉麵800大卡
- 廣州炒麵900大卡
- 鍋貼10顆630大卡
- 餛飩麵600大卡
- 水餃10顆560大卡
- 滷肉飯400大卡
- 豆漿500c.c.約300大卡
- 白飯280大卡
- 切仔麵250大卡
- 酸辣湯110大卡

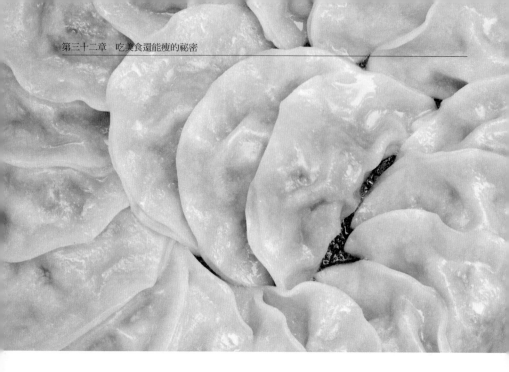

　　如果將晚餐的食量控制在一個便當或一碗牛肉麵以內，就很少會
超過1000大卡。

　　**我每天需要的熱量可達2100大卡，但我每天只吃1600～1800
大卡，所以體重逐漸下降是很合理的，毫無祕密可言！**

　　因為大家對於食物只有刻板印象，卻不願意去計算總熱量，所以
永遠不知道該如何減肥。這也就是減肥藥物、神奇減肥法跟熟女韻
律操大行其道的原因。

第三十三章
快走是減肥最好的運動

「醫學之父」希波克拉提斯說：「走路是人類最佳的藥方。」
"Walking is man's best medicine."—Hippocrates

有氧運動對健康非常重要，特別是對於胰島素阻抗等心血管疾病的預防非常有效，同時可以維持肌肉量與骨質，燃燒脂肪，增強自律神經的活躍性與副交感神經的功能。

長時間進行一段運動，維持一定的運動強度，提高心跳與呼吸心速率，需要消耗大量的氧氣，運動能量來自於有氧代謝，稱之為有氧運動。

進行有氧運動時，心跳速率約維持在最大心跳速率的50～90%。

最大心跳速率計算法為：220－年齡（歲）次／分鐘。

舉例來說：35歲的上班族，最大心跳速率 ＝ 185次／分鐘。

維持有氧運動運動強度的心跳速率為185 x 50%～185 x 90%＝93～166次／分鐘。

除非藉由高科技的運動錶來協助，否則運動後要摸脈搏量測心跳，還滿麻煩的。所以有一個更簡單的方法：**運動時，若遇到好朋友仍然有餘力說話與打招呼，就是有氧運動的強度。**

有氧運動的種類就是快走、慢跑、游泳、爬山、騎自行車與有氧舞蹈等，有燃燒脂肪的功能。

醣類不論在有氧及無氧的情況下，都能轉變為肌肉運動所需要的熱量；**但脂肪只能在氧氣充足的環境下才能充分燃燒轉變為熱量。**所以有氧運動有助於燃燒體內的脂肪。

無氧運動是屬於爆發力型的運動，如短跑衝刺、舉重與丟鉛球等，對於燃燒脂肪，預防心血管疾病沒有幫助，而且對心臟是一個很強烈的負擔，很容易造成心肌缺氧，因為無氧運動的心跳速率是最大心跳速率的90%以上。

剛開始進行有氧運動時，身體會燃燒葡萄糖與肝醣，**若運動時間超過20分鐘，就可以開始燃燒脂肪。**

為了方便記憶，政府衛生機關經常用「**運動333**」的口訣來幫助民眾記憶：

・每週運動3次以上。
・每次運動30分鐘以上。
・運動心跳維持在130次／分鐘。

運動其實也是減肥的有效手段之一，只是前面的章節已提到：

‧運動消耗的熱量經常被過度高估，時間與強度要延長才能看出成果。

‧運動經常變成可以暴飲暴食的理由。

所以運動的減肥效果打了折扣。

但為了在減肥時**維持肌肉量、肌肉強度與骨質**，運動還是必須的。

前面已經提過，運動時間超過30分鐘，為了增加肌肉的耐力，提高醣類熱量飲食是必須的。但每天若只進行約30分鐘有氧運動，最大的好處就是不必再增加飲食中醣類熱量的百分比，不會牴觸到減肥飲食控制的原則。

運動對於一般的上班族而言，跟節食一樣執行困難，主要的考量因素有：

‧時間

‧場地

‧方便性

‧運動技巧

‧對骨關節與心血管的衝擊性

最近流行的有氧運動與其消耗的熱量如下：

‧慢跑每公斤體重每小時消耗7.0大卡。

‧快走每公斤體重每小時消耗3.4大卡。

‧騎自行車每公斤體重每小時消耗3.0大卡。

由此可知，快走消耗熱量雖然不如慢跑，但比騎自行車的效果還要好。

快走是上班族最容易執行的有氧運動。因為快走很容易找到上下班前後的零碎時間進行，每一條行人步道都可以進行（安全性高於公路），除了運動鞋外，不必購買其他體育用品，也不太需要學習運動技巧，對關節的衝擊力與心血管的負擔都不大，運動後不會有強烈飢餓感，所以快走是減肥時的最佳運動！

我開始選擇運動項目也曾經遇到困難，我自己最喜歡的運動是游泳，但游泳場地會受限於開放時間、費用、距離上班地點遠近與換裝的便利性。嘗試過服兵役時天天進行的慢跑，但仍然有場地、時間與換裝的問題。

所以我後來想出一個方法：上班搭乘捷運提前兩站下車，然後步行30分鐘上班。回家若不趕時間，可以如法再炮製一次。夏天清晨上班前做快走運動，會有大量出汗的困擾，所以主要改在下班後的傍晚時間進行；其他季節則上下班前後都可以執行。

雖然快走30分鐘對我而言只能燃燒120大卡（不到半碗白飯），但在上班兼顧減肥的過程中，這是一個最完美的有氧運動。

第三十四章
我的減肥好友：
豆漿、小番茄與芭樂

　　大部分減肥書籍有一個特色，就是有1／3到1／2的篇幅都是食譜，提供了營養師與廚師通力合作下研究出來的低熱量飲食。我們也經常在電視上看見主持人對著這些低熱量美食發出讚嘆：「原來可以吃這麼好還不會發胖啊──」

　　不過，電視關掉後，大家還是要回歸現實：你就是一個需要外食的上班族！除非你自己是廚仙或另一半是食神，不然每天還是要到外面買早餐與午餐，甚至包括晚餐。

　　關於外食的挑選，我有以下幾種不錯的推薦：

1.豆漿

　　減少進食是一個摸索的過程，需要嘗試，但我很早就知道一個好

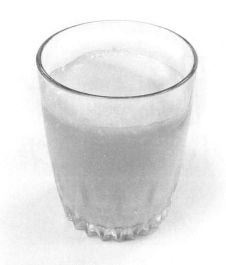

東西：**豆漿**。

豆漿一杯500c.c.大約300大卡（當然，每家的濃度差異很大）。就算加了一匙砂糖，頂多是360大卡。

豆漿最大的優點，就是飽足感很強、很持久，理由應該是裡面含有大量的**蛋白質**。一般人常喝的奶茶（氫化油與玉米糖漿製造的假奶）、柳橙汁與咖啡等早餐飲料，相對之下空虛多了。

以前控制體重就發現了豆漿的這個優點，所以如今在控制體重時，經常以一杯豆漿當作早餐。減肥剛開始時，先把豆漿外的飯糰、燒餅油條、蔥油餅等減量為一個無油的空燒餅，習慣後，只留下豆漿當早餐，完全無痛苦感。

建議購買傳統豆漿店的豆漿，因為包裝豆漿為了濃稠感，可能會添加澱粉類的食材，反而變成高GI飲料。

豆漿還有一個優點，就是價位十分低廉，所以減肥既然是減少飲

食，自然不用多花錢，還可以省錢。

　　每天在豆漿店排隊買早餐時，看到其他人同時買了煎包、蔥油餅、饅頭、燒餅油條或飯糰，而我卻只買了豆漿，**早餐就已經贏在減肥的起跑點！**

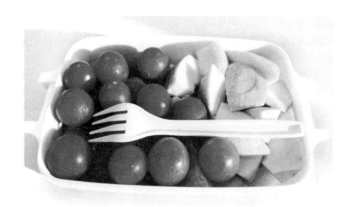

番茄和芭樂具有低熱量高飽足感的優點，是減肥良伴。

2.番茄與芭樂

　　我30多歲時就曾經進行過減肥，因為年輕基礎代謝率高，所以光是停止吃宵夜點心及控制早餐食量，體重就明顯下降。但年紀超過40歲以後，光是控制早餐熱量，體重無法有效下降，所以我開始思

索如何進一步減少午餐的熱量。

　　我有非常長的一段時間，中午都是無意識地訂便當解決，或隨便在工作地點附近吃一碗牛肉麵，吃完還會順便買一杯含糖飲料或布丁當成點心，其實這樣體重上升速度極快，但我一直想不出好的替代方法。後來我思考出兩個方案：

(1)在自助餐廳選擇四種葉菜與一種黃豆製品，半碗五穀飯，喝熱湯。

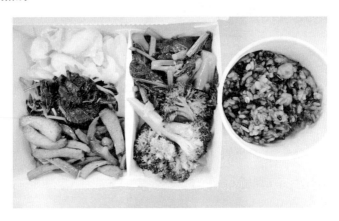

　　葉菜低熱量，同時補充纖維素；五穀飯與豆類食物可維持較久的飽足感；熱湯增加攝食體積、減少食量。

(2)考慮吃水果餐。

　　想到吃水果餐是因為外食很容易缺乏水果，所以經過水果店發現有現切的水果，就買來試試。

　　最早嘗試過木瓜，因為味道好，有豐富的營養素（維生素A、β胡蘿蔔素、木瓜酵素與電解質），但缺點就是容易碰撞變味及果汁溢出容器。

　　後來又嘗試了芭樂。**芭樂有豐富維生素C**，切片後不會有變味的情形，四季都容易購得。缺點就是**芭樂的飽足感不強**，所以最後還是淪為飯後水果。

　　後來想到一個經驗。

　　以前番茄汁廣告打得很兇，所以也曾買了番茄汁來喝，結果出現兩個現象：一個是喝完番茄汁後很久都沒有飢餓感，另一個現象是覺得有點胃酸逆流。後來我直接**吃小番茄，發現也有很好的飽足感**，但不會像番茄汁水分很多，體積過大，所以胃酸逆流的情況並不明顯。由此，我發現小番茄是控制食量的好水果。

聖女小番茄一顆約3大卡，20顆60大卡。

泰國芭樂一顆約180大卡。

　　我後來就組合了一顆芭樂加20顆小番茄的水果餐。熱量共240大卡，飽足感相當不錯。而且**番茄有豐富的維生素A與茄紅素**，對於維生素的補充很有幫助。

　　如果連同早餐豆漿360大卡加中午的240大卡。這兩餐才吃600大卡左右。有時下午即便再吃20顆堅果（堅果的油脂可抵消飢餓感，

但不宜吃多）、低卡黃豆棒或幾片餅乾，晚餐仍有足夠的熱量空間可以正常進食。

除了熱量低、有飽足感的好處，**番茄、芭樂加堅果恰好是抗氧化維生素：Ａ、Ｃ、Ｅ的組合！**

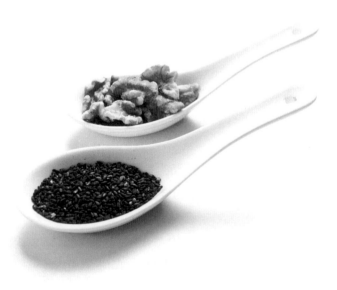

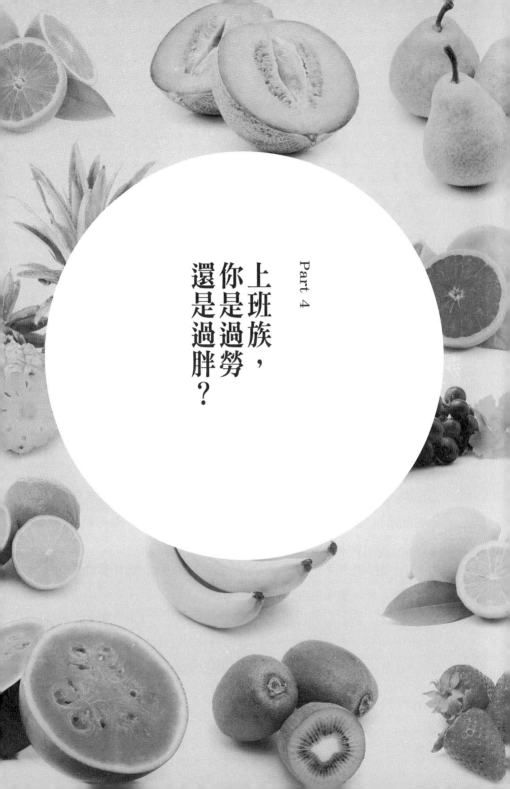

Part 4
上班族，
你是過勞
還是過胖？

第三十五章
為什麼要減肥？
健康是唯一的理由！

　　臨床醫師經常會接收到很多千奇百怪的減重理由，而且來自於女性同胞最多，例如：

　　A小姐：我下個月要結婚，可否教我一個月瘦7公斤的方法？（別把穿不下婚紗的壓力轉嫁到醫師身上。）

　　B小姐：生產後，體重比懷孕前多了10公斤，可否給我瘦10公斤的食譜？（瘦1公斤與瘦10公斤的方法根本就一樣，只是時間長短的問題。而且食譜應該向廚師要……）

　　C小姐：我想回到大學時代的體重。（其實她的體重早就低於標準體重，但她還是要減重。）

　　D小姐：我減重的目的是為了「自我實現」。（看了勵志文章後的衝動行為，完全無肥胖問題，完全是哲學層次的思維。）

　　E小姐：我體重如果重起來，就無法面對同學，生活會很悲慘。

（這是厭食症的中學生，已經瘦到皮包骨，甚至月經都停了，還要
繼續減重。）

．．．．．．．．．．．．．．．．．．．．．．．．．．．．．．．．．．．．．

　　其實，肥胖最大的問題多半在「**社交形象**」。肥胖經常伴隨著很
多相關刻板印象：醜、肥豬、大象、河馬、懶、不喜歡運動、動作
遲鈍、笨、貪吃。其實，**肥胖者也有人權，不應該被冠上這些標
籤**，所以這些並不是減肥的理由。**若非考量到肥胖對於健康的不
利影響，減肥都是一個不必要的行為。**

　　還有，**減肥有什麼好急的？**

　　減肥對健康很重要，但沒有急迫性，可以學習完所有減肥知識，
再開始著手實施。前面的章節也曾提到：**本來就不應該快速減肥，
快速減重對身體會有不利的影響。**

　　臨床上，有很多小於30歲的肥胖民眾，他們的血液報告其實經常
都很正常，找不到紅字，醫師想給他們一些警告，都無從下手。這
都是因為年輕族群有一定的活動力、肌肉及水分佔體重的組成還處
於高檔，且胰島素阻抗尚未出現，所以很多代謝疾病還不會發生。

　　但年過35歲以後，很多血液指標及身體組成的指標就會慢慢惡
化。這些上班族面臨的問題就是老化、忙碌而減少活動機會、三餐
只能外食、吃零食的機會變多、應酬多、飲酒多但睡眠時間減少。
所以很多健康指標會快速亮起紅燈，而且是毫無知覺地快速發生！

有些在海外工作的上班族，受限於當地飲食習慣，身不由己，沒有管道可改變飲食習慣。舉例來說：一些調派中國的上班族經常會吃到過鹹與過油的飲食，而且水果的來源並不充足；出差美國的上班族則經常面臨分量太多的高熱量食物、甜點及飲料。在工作忙碌，無法自己調理食物的限制，及缺乏運動的情況下，體重暴增變成常態，健康惡化極為迅速及普遍。所以我們接下來要幫大家複習一下肥胖的相關健康議題。

與肥胖相關的健康議題如下：

一、肥胖與代謝異常：

1. 代謝症候群：高血糖、高血壓及血脂異常。

2. 高尿酸症。

3. 男、女性荷爾蒙代謝異常。

二、肥胖對健康的影響，主要為以下這幾類疾病：

1. **高血壓併發症**：中風、視網膜病變、冠狀動脈心臟病、腎功能衰竭及周邊血管阻塞等。

2. **糖尿病與糖尿病併發症**：視網膜病變、免疫功能衰退、神經病變、腎功能衰竭及周邊血管阻塞等。

3. **血脂異常併發症**：周邊血管硬化導致高血壓及急性胰臟炎。

4. **睡眠呼吸終止症候群。**

5. **逆流性食道炎。**

6. **脂肪肝**：脂肪肝炎、鐵蛋白過多症。

7. **膽結石與膽囊炎。**

8. **男性雄性激素下降。**

9. 女性多囊卵巢病、乳癌與子宮內膜癌風險。

10. 大腸癌風險。

11. 痛風。

12. 骨關節疾病：膝關節或髖關節退化性關節炎。

13. 社交形象與心理疾病（自卑或憂鬱）。

- -

　　肥胖引起的諸多問題中，以胰島素阻抗所產生的 **「代謝症候群」** 對身體造成的危害最大、也最深遠，是肥胖相關疾病中最重要的健康議題。一旦代謝症候群在體內形成，你也等於變成了心血管疾病的高危險群。

第三十六章
胰島素阻抗：
「擁擠的東京JR山手線」

一、胰島素的功能與胰島素阻抗

胰島素（Insulin）由胰臟的蘭氏小島（Islet of Langerhans）中的ß細胞所分泌，主要作用在調節體內肝臟細胞、脂肪細胞、肌肉細胞及中樞神經的**葡萄糖及脂肪的代謝。**

胰島素可將血液中的葡萄糖帶入肝臟細胞及肌肉細胞中，以肝醣形式儲存。當血液中的胰島素濃度不足或**周邊細胞對胰島素不再反應敏銳（胰島素阻抗Insulin resistance，血液中的胰島素濃度反而上升）**，就會讓血液中的葡萄糖無法順利進入體內細胞中，因此血液中葡萄糖濃度增加，就形成了糖尿病，同時也會影響體內脂肪的代謝。

二、代謝症候群

　　代謝症候群的成因就是**腹部肥胖與缺乏運動所造成胰島素阻抗，導致血糖升高與血脂異常**，最後造成高血壓與糖尿病，身體重要器官都因高血壓與高血糖導致血管栓塞或破裂，導致嚴重心血管疾病。

三、胰島素阻抗的原理

　　胰島素阻抗在體內是一個複雜的過程，但我們可以用**「尖峰時間的日本東京JR山手線月台」**的模式做比喻，幫助理解。

　　想像一下，下面這個場景可能發生在上班日上午8點的東京品川車站。列車到來，只有一小部分的人下車，車廂內擠滿了乘客，月台等車的上班族為了搭車，用力擠進車廂，而月台旁的樓梯還是不斷湧進大量準備搭車的上班族。

　　我們把這個場景比喻作人體：

・車廂：細胞（肌肉或脂肪細胞）
・乘客：血糖、三酸甘油酯TG（血脂肪）
・月台：血管
・助推員（月台站務人員）：胰島素

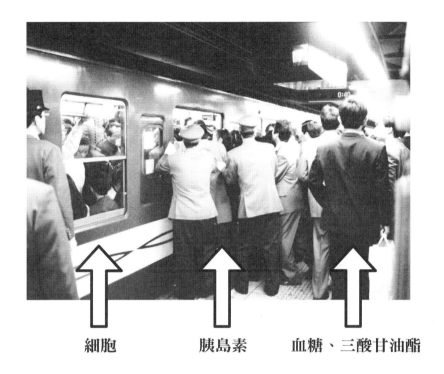

細胞　　　　　胰島素　　　　血糖、三酸甘油酯

　　如果在非上下班時間，火車或地鐵車廂內基本上沒什麼乘客，乘客可自由上下車，月台站務人員可以非常輕鬆自在引導顧客上車，月台也不會擁擠。

　　所以我們可以想像，當細胞內部沒有大量脂肪時（體重正常或偏瘦），我們吃進去的食物分解後的葡萄糖與油脂（三酸甘油酯）可以順利由胰島素帶入細胞中儲存，血液的葡萄糖與三酸甘油酯的數

字就很正常。

如果車廂裡擠滿了乘客，則月台站務人員就要很用力地協助顧客上車，請乘客往裡面靠。當車廂過度擁擠，乘客上不了車，但大家都是為了上班趕時間心急如焚，月台站務人員會站在門口用力將乘客推入車廂，協助大家上車，於是有了「助推員」這個工作，在日本與中國的擁擠大都市裡都有這樣的工作人員。當車廂越擁擠，情況就越惡化，最後連助推員也幫不上忙，乘客只能繼續在月台上空等。然而湧進車站的乘客越來越多，月台就會越來越壅塞！

老化無力又數目不足的助推員，就是胰島素阻抗。

所以我們可以想像，當你吃進去的食物分解成葡萄糖與脂肪，本來需要靠胰島素帶入細胞儲存，若你的細胞早就堆滿脂肪，胰島素跟助推員一樣遇到強大的阻力，胰島素初期還能提高濃度盡量維持平衡（增加助推員的數目），但最後阻抗越來越強，所以血液中的血糖與三酸甘油酯的濃度就會越來越高，這就是代謝症候群產生的原因。

當血糖跟血脂肪提升達到一定的濃度，就是糖尿病、高血脂症與高血壓來臨的時候！

前面敘述了這麼多，其實就是說明一件事：**當你的細胞已經塞滿了脂肪（肥胖），吃下去的熱量所分解成的葡萄糖與脂肪就進不了細胞（胰島素已無能為力），所以只能在血液中流竄堆積，造成高血糖與高血脂。**只有清空細胞內的脂肪，才能改善或預防這些代謝疾病。

解決進出車廂的問題，就跟解決胰島素阻抗一樣：

· 清空車廂：減肥。
· 增加班次：有氧運動。
· **請更多助推員？**等於用藥物提升胰島素濃度或提高胰島素敏感
　度，在糖尿病初期可能有效；到了嚴重糖尿病時期，胰島素已
　經枯竭，就要靠體外施打胰島素才能控制血糖了！但若不控制
　體重與運動，終究無法早期解決問題。

四、代謝症候群對血脂肪的影響

　　上面所述為一種易懂的比喻方式，而代謝症候群真實發生在體
內時，情況很複雜：肥胖者因胰島素阻抗，身體過多的脂肪會分
解成游離脂肪酸，再由肝臟合成大量極低密度脂蛋白（VLDL，
Very low density lipoprotein），而這些VLDL含有大量的三酸甘油酯
（TG），所以血液中的三酸甘油酯TG就會過高。

　　極低密度脂蛋白VLDL上的三酸甘油酯TG會跟高密度脂蛋白HDL
上的酯化膽固醇（Cholesterol ester）交換，交換過TG的HDL會被
肝臟內的肝脂解酶（Hepatic lipase）所分解，所以血液裡的高密度
脂蛋白HDL在血液中的濃度會變低。

　　（太複雜了，看完後就忘了吧！記下面的結果就好。）

　　因此，肥胖引起的代謝症候群在血液檢查報告中有幾項最大的特徵，就是：

　　・血糖升高
　　・三酸甘油酯TG升高
　　・高密度脂蛋白HDL降低

　　我從事健康檢查的工作多年，只要看到這三個指標其中之一出現紅字，腦子立刻可以聯想到這又是一個肥胖的上班族個案。出現越多紅字，表示體重越重（經常也年紀越大），所以我自己都稱這三個指標為**肥胖三兄弟**。

　　下一章，來談談代謝症候群的**判定標準**。

第三十七章
肥胖第一殺手：
代謝症候群

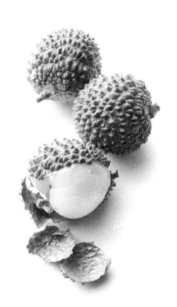

一、成人（20歲以上）代謝症候群的判定標準

當引起胰島素阻抗的原因越來越多時，身體的一些健康指標會出現變化，代表未來罹患糖尿病與心血管疾病的機會越高，我們稱之為代謝症候群（Metabolic Syndrome）。

據國外研究，有代謝症候群者與正常人相比：

· 全死因死亡率為1.37倍（多37%）。
· 心血管疾病發生率為1.93倍（多93%）。
· 糖尿病發生率為2.60倍（多160%）。

國內成人（20歲以上）代謝症候群的判定標準如下：**下列五項危險因子中，若包含三項或以上者可判定之**（收縮壓與舒張壓不論其中之一或兩者皆異常，只能算符合一項條件）。其中血壓及空腹血糖值等兩項危險因子之判定，包括依醫師處方使用降血壓或降血糖等藥品，導致血壓或血糖檢驗值正常者，也算作具有危險因子。

腹部肥胖	腰圍：男性≧90cm、女性≧80cm
高血壓	收縮血壓(SBP)≧130mmHg 或舒張血壓(DBP)≧85mmHg或有服降血壓藥物者
高血糖	空腹血糖值 AC sugar≧100mg/dl或有服降血糖藥物者
高密度酯蛋白膽固醇(HDL-C)過低	男性<40mg/dl、女性<50mg/dl
三酸甘油酯(TG)過高	三酸甘油酯(TG)過高

二、代謝症候群的危險因子

形成代謝症候群的危險因子如下：

· **腹部肥胖**（內臟脂肪過多、蘋果型肥胖、卵圓型肥胖）
· **缺乏運動**

・年齡增加

・遺傳因子

遺傳無法改變，年齡只會增加，所以預防代謝症候群只有兩個武器：**控制體重**與**規律有氧運動**。

上班族在青壯年時期（20至45歲），腹部肥胖的男性較容易出現代謝指標的異常（血壓、血糖、三酸甘油酯升高，高密度脂蛋白HDL不足），女性經常還能維持代謝指標的正常。但步入中老年期後（大於45歲），女性的代謝指標異常就會急起直追，與男性相當，特別是在停經以後。

在健檢中心工作多年，我都會跟上班族說，**血液報告中的三酸甘油酯過高、高密度脂蛋白過低與空腹血糖過高為肥胖三兄弟。**只要看到這三兄弟的任何一人亮燈，就知道可能有肥胖的問題，亮越多燈，表示肥胖越嚴重。如果不控制體重，隨著年齡增加，最後就會全數亮燈，然後距離高血壓與糖尿病就不遠了！

三、常見的代謝指標正常值與異常值

常見的代謝指標正常值如下，每年健康檢查後，需要經常查閱，才知道自己是否已經要展開減肥行動：

1.健康上班族：血壓、血脂、血糖正常值。

·正常血壓：

舒張壓（DBP）< 80 mmHg

收縮壓（SBP）< 120 mmHg

·正常血脂：

總膽固醇（T-CHO）< 200 mg／dl

高密度脂蛋白（HDL，好的膽固醇）：

男性 > 40 mg／dl；女性 >50 mg／dl

低密度脂蛋白（LDL，壞的膽固醇）< 130 mg／dl

總膽固醇T-CHO／高密度脂蛋白HDL < 5

三酸甘油酯（TG）< 150 mg／dl

·正常血糖：

飯前血糖（AC sugar）< 100 mg／dl

飯後血糖（PC sugar）< 140 mg／dl

糖化血紅素（HbA1c）：4～6%

2.亞健康上班族：需要努力改變生活型態，扭轉情勢。

・高血壓前期：

舒張壓（DBP）：81～89 mmHg
收縮壓（SBP）：121～139 mmHg

・血脂異常前期：

總膽固醇（T-CHO）：201～239 mg／dl
高密度脂蛋白（HDL，好的膽固醇）：
男性＜40mg／dl；女性＜50mg／dl
低密度脂蛋白（LDL，壞的膽固醇）：131～159mg／dl
三酸甘油酯（TG）：151～499mg／dl

・糖尿病前期：

飯前血糖（AC sugar）：101～125 mg／dL
飯後血糖（PC sugar）：141～199 mg／dL
糖化血紅素（HbA1c）：6～6.5%

3.高風險上班族：需就醫，很難扭轉局勢，服藥機會大。

·高血壓：

舒張壓（DBP）> 90mmHg

收縮壓（SBP）> 140 mmHg

·血脂異常：

總膽固醇（T-CHO）> 240 mg／dl

低密度脂蛋白（LDL，壞的膽固醇）> 160 mg／dl

總膽固醇T-CHO／高密度脂蛋白HDL > 5

三酸甘油酯：> 500 mg／dl

·糖尿病：

飯前血糖（AC sugar）> 126 mg／dl

飯後血糖（PC sugar）> 200 mg／dl

糖化血紅素（HbA1c）> 6.5%

　　肥胖所引起的高血壓、血液代謝指標異常，與身體很多重大疾病息息相關，我們接下來的章節會探討這些指標與健康的關係。

第三十八章
肥胖三兄弟之一：
三酸甘油酯過高

一、什麼是血脂肪？

　　血液中的脂質包括**膽固醇**（Cholesterol）、**三酸甘油酯**（又稱為中性脂肪，TG，Triglycerides）及**磷脂質**（Phospholipids）三種。

　　脂質不溶於水，所以在人體血液中以**脂蛋白**（Lipoproteins）的形式存在。脂蛋白一般主要分成下列幾種類型，每一種類型都含有不同百分比的蛋白質、膽固醇、三酸甘油酯與磷脂質：

　　・乳糜微粒（Chylomicrons）
　　・極低密度脂蛋白（VLDL，Very low-density lipoproteins）

187

· 中密度脂蛋白（IDL，Intermediate-density lipoproteins）
· 低密度脂蛋白（LDL，Low-density lipoproteins）
· 高密度脂蛋白（HDL，High-density lipoproteins）
· 脂蛋白（a）（Lp（a），lipoprotein（a））

二、什麼是三酸甘油酯？

三酸甘油酯是血液中的一種重要的脂質，三酸甘油酯跟我們平時食用的各種油品基本上結構是一樣的。分子由**一個甘油**（Glycerol）**與三個脂肪酸**（Fatty acid）**分子**所組成，用脂蛋白的形式存在血液循環中。肝臟可移除血液中的TG，再合成極低密度脂蛋白（Very low-density lipoproteins，VLDL）的形式進入血液循環中。

三、為何三酸甘油酯會過高？

三酸甘油酯過高除了遺傳因子，還有**肥胖、過度飲酒、糖尿病**、腎臟疾病及使用雌激素藥物等因素。

而在第三十六章，我們提過，**肥胖導致胰島素阻抗**，身體過多

的脂肪會分解成游離脂肪酸，再由肝臟合成大量極低密度脂蛋白，而這些VLDL含有大量的三酸甘油酯（TG），所以血液中的三酸甘油酯就會過高。因此，肥胖是引起三酸甘油酯過高的最重要原因！

四、三酸甘油酯的正常值

・三酸甘油酯（TG）的正常範圍 < 150 mg／dl
・三酸甘油酯（TG）的危險值 > 500 mg／dl

　　現代上班族肥胖盛行率高，所以血清三酸甘油酯大於500mg／dl並不罕見，甚至可達1000～3000mg／dL如此驚人的高濃度，特別是過量飲酒或已罹患糖尿病的患者。這種病患的血液抽出來離心後，在血清上方，可以看見浮著一大層白色的油脂，真的是名符其實的「血油」。**我都戲稱這種有厚重油脂的血清為速食麵「肉燥包」**，因為真的一模一樣。

五、三酸甘油酯過高的預防與治療

　　三酸甘油酯上升是代謝症候群的一個重要指標，本身是否會直

接造成血管硬化仍有爭議（應該是高密度脂蛋白HDL偏低造成的結果）。**若數值大於 500mg／dl可能會有急性胰臟炎的風險**，這是一種可能致命的急性腹部急症，建議用藥物治療；介於151～500mg／dl雖然也可以用藥物治療，但建議從三方面著手：

‧積極方法：

控制體重與有氧運動。可以在醫師的指示下，適量地補充深海魚油。

‧消極方法：

少糖、少油與戒除飲酒。

‧藥物治療：

除了可用藥物直接降低三酸甘油酯外，若已出現糖尿病，需考慮用藥將**血糖**控制在理想範圍，這對三酸甘油酯的治療有所幫助。

第三十九章
肥胖三兄弟之二：
高密度脂蛋白過低

一、什麼是膽固醇？

　　膽固醇為人體中一種重要脂質，主要的功能在於形成細胞膜重要成分，及作為合成雌激素與睪固酮的原料。

　　人體80%的膽固醇主要由肝臟合成，只有約20%來自於飲食。 飲食中主要的膽固醇的來源為肉類、家禽、魚類及奶製品。內臟類食物如肝臟含有高量膽固醇，植物類飲食則幾乎無膽固醇。

二、血液中的膽固醇

・**低密度脂蛋白（LDL），俗稱壞的膽固醇。**

　　因為高濃度的低密度脂蛋白會在動脈壁形成膽固醇斑塊，造成動脈狹窄，俗稱粥狀動脈硬化（Atherosclerosis）。最後會導致中風、心肌梗塞或周邊血管阻塞。

・高密度脂蛋白（HDL），俗稱好的膽固醇。

　　因為高密度脂蛋白可以將動脈血管壁的膽固醇帶走，防止粥狀動脈硬化的產生，所以對心血管疾病具有預防效果。 肥胖會導致高密度脂蛋白下降，導致動脈硬化預防效果也跟著下降。

・總膽固醇（Total cholesterol，T-CHO）

　　總膽固醇（T-CHO）是血液中所有脂蛋白中的膽固醇總和，和LDL、HDL與TG的數值有下列關係：

$$T\text{-}CHO = LDL + HDL + (TG/5)$$

　　當三酸甘油酯過高時，會干擾總膽固醇的判讀。有些肥胖而疑似高膽固醇症者，其實LDL與HDL都不高，而是三酸甘油酯TG過高所引起，所以判讀的時候要小心查明原因。

　　我們再複習一下血清膽固醇的標準值，這樣分類只是為了方便記憶，因為有心血管危險因子者或糖尿病病人可能需要更為嚴格的標準，所以膽固醇控制的目標應該以臨床醫師的建議為主。

・正常血清膽固醇濃度如下：

總膽固醇（T-CHO）< 200 mg／dl
高密度脂蛋白（HDL，好的膽固醇）：
男性 > 40 mg／dl；女性 >50 mg／dl
低密度脂蛋白（LDL，壞的膽固醇）< 130 mg／dl
總膽固醇T-CHO／高密度脂蛋白HDL < 5

・膽固醇異常前期：

總膽固醇（T-CHO）：201～239 mg／dl
高密度脂蛋白（HDL，好的膽固醇）：
男性 < 40mg／dl；女性 < 50mg／dl
低密度脂蛋白（LDL，壞的膽固醇）：131～159mg／dl

・膽固醇異常：

總膽固醇（T-CHO）> 240 mg／dl

低密度脂蛋白（LDL，壞的膽固醇）> 160 mg／dl

總膽固醇T-CHO／高密度脂蛋白HDL > 5

三、高密度脂蛋白（HDL，好的膽固醇）過低

　　高密度脂蛋白HDL最主要的作用在於**清除血管壁中過多的膽固醇**帶回肝臟處理，然後由膽汁經腸道排出體外，防止粥狀動脈硬化的產生，所以對心血管疾病具有預防效果，故稱為好的膽固醇。**肥胖引起代謝症候群發生時，可明顯觀察到HDL逐年下降**，特別是男性上班族很容易在步入壯年（30至45歲）時發現這個指標開始異常。預防方法如下：

・**積極方法：**

　　控制體重與有氧運動。

・**藥物治療：**

　　若飲食與體重都控制良好，也有規律運動半年以上，但膽固醇異常仍然沒有改善，就要考慮使用藥物。一般會同時參考三酸甘油酯

TG的數值、總膽固醇與高密度脂蛋白的比值（T-CHO ／ HDL）及有無心血管危險因子或糖尿病來決定用藥時機。建議就醫詢問新陳代謝科或家醫科醫師。

四、低密度脂蛋白（LDL，壞的膽固醇）過高

血液中的低密度脂蛋白（LDL）俗稱壞的膽固醇，因為高濃度的低密度脂蛋白會在動脈壁形成膽固醇斑塊，造成動脈狹窄，俗稱粥狀動脈硬化，最後導致中風、心肌梗塞或周邊血管阻塞。雖然低密度脂蛋白並非肥胖所引起，但為了血管健康與預防心血管疾病，低密度脂蛋白當然越低越好，我們可以採取下列方法：

‧積極方法：

增加攝食高纖食物與適當補充深海魚油。

‧消極方法：

減少攝取高膽固醇食物（內臟、蛋黃與帶殼海產）與含飽和脂肪酸的動物性脂肪。因為人體膽固醇只有20%來自於飲食，而約

80%來自於自身肝臟合成，所以人類無法完全透過飲食控制來達到降低膽固醇的目的。

·藥物治療：

與高密度脂蛋白一樣，若飲食與體重都控制良好，也有規律運動半年以上，但膽固醇異常仍然沒有改善，就要考慮使用藥物。使用時機隨著有無心血管危險因子或糖尿病標準不同，同樣建議就醫詢問新陳代謝科或家醫科醫師。

第四十章
肥胖三兄弟之三：
血糖過高

一、什麼是血糖？

　　血糖一般指的是血液中葡萄糖的濃度，而葡萄糖是身體各種生理活動最重要的能量來源。葡萄糖一般經由食物消化後，由腸道吸收，經過肝臟的處理及胰島素的作用，進入身體細胞。

二、血糖的測量與糖化血紅素的測量

　　一般在空腹八小時後所測量的靜脈血糖稱為**空腹血糖**（AC sugar，FPG，Fasting plasma glucose）；進食兩小時後所測得的

197

血糖稱為**飯後血糖**（PC sugar，Postprandial plasma glucose）。

　　一般由靜脈血管抽出的血液，經實驗室分離出血漿後所測出的血糖值，稱為**血漿血糖值**，文中所稱的血糖值都是以這種方法為標準。若直接由用採血針刺手指然後用試紙收集，置入家用血糖機測得的血糖稱為**微血管（全血）血糖**，適合在家裡進行。但血漿血糖值一般要比微血管血糖值略高10～15%。

　　血液中的葡萄糖可進入紅血球中直接和血紅素結合，形成**糖化血紅素（HbA1c）**。當血糖越高，葡萄糖和血紅素結合就越多，糖化血紅素的百分比就越高。因紅血球的壽命是120天左右，所以**糖化血紅素可用來反映最近三個月內血糖濃度的平均值**。評估血糖的穩定度或控制良好與否，糖化血紅素是一個比較好的指標。

・血糖與糖化血紅素正常值如下：

飯前血糖（AC sugar）< 100 mg／dl
飯後血糖（PC sugar）< 140 mg／dl
糖化血紅素（HbA1c）：4～6%

・糖尿病前期：

飯前血糖（AC sugar）：101～125 mg／dl
飯後血糖（PC sugar）：141～199 mg／dl

糖化血紅素（HbA1c）：6～6.5%

· **糖尿病：**

飯前血糖（AC sugar）＞ 126 mg／dl
飯後血糖（PC sugar）＞ 200 mg／dl
糖化血紅素（HbA1c）＞ 6.5%

三、糖尿病的分類

· **第一型糖尿病（Type 1 diabetes）：**

缺乏胰島素分泌所引起。可發生在任何年齡，與免疫系統有關，發病迅速，但盛行率不高。

· **第二型糖尿病 （Type 2 diabetes）：**

身體產生胰島素阻抗所引起，胰島素分泌可以是過多、正常或不足。一般發生於**肥胖且缺乏運動**的成年人，發病過程緩慢，有強烈遺傳因素，盛行率高，**佔糖尿病人的90～95%。**

‧妊娠糖尿病 （Gestational diabetes）：

懷孕婦女有2～5%會出現妊娠糖尿病，而其中20～25%會在將來
發展成第二型糖尿病。

‧其他

肥胖引起的代謝症候群除了造成血脂異常之外，另一個健康大敵
就是糖尿病。簡單的說，**肥胖患者等於是拿到第二型糖尿病（成
年型，因肥胖引起胰島素阻抗）的門票！**因為糖尿病出現後，
生活上需要配合的事項非常多樣及複雜，所以一定要在糖尿病形成
前，將「肥胖」這個最大的危險因子控制好。

四、糖尿病的症狀

糖尿病初期並未有任何不適症狀，多半是因為體檢而查出罹患糖
尿病。所以符合代謝症候群的民眾需要定期（約三個月到半年）追
蹤一次包括血糖等相關危險因子。

當糖尿病逐漸惡化導致血糖值持續上升時，多半會出現典型糖尿
病的症狀：**多吃、多喝（劇渴）、多尿卻體重持續下降的狀況。**
這是因為進食消化後吸收的糖分，無法由胰島素順利帶至細胞中，

所以血糖持續上升，腎臟過濾出的糖分濃度越來越高，因滲透壓的關係，導致**脫水**情況發生，所以才會出現體重減輕與劇渴的現象。

　　若血糖持續上升，可能會出現因糖分無法利用，過度燃燒體脂肪產生的酮酸中毒（DKA，Diabetic Ketoacidosis），或過度脫水而產生高血糖高滲透壓非酮體性昏迷（HHNK，Hyperglycemic hyperosmolar nonketotic coma），會有立即的生命危險。

五、糖尿病的併發症

　　糖尿病經常會**破壞小動脈或微血管的循環、造成神經病變及免疫力下降**，因此產生很多影響生命或生活品質的重大併發症，這些併發症遠比血糖起伏帶來的短期症狀來得嚴重：

・糖尿眼病變：

　　包括視網膜病變及增加罹患青光眼與白內障的機率。嚴重的視網膜病變會導致失明。

・神經病變：

　　手掌及足部感覺異常或無力，眼睛轉動異常，聽力喪失，自律神

經病變導致消化（胃排空功能失調）、排尿、性功能、血壓調節能力或汗腺功能異常。

·腎臟病變：

血糖過高初期會導致腎臟腎絲球的過濾力增加，使血液中的蛋白質過度濾出，形成**蛋白尿**。若高血糖現象持續沒有改善，蛋白尿會越來越嚴重，最後腎臟會失去濾出廢物的能力，於是形成**末期腎病，或稱為尿毒症**。臨床上腎臟功能衰竭而需要血液透析（俗稱洗腎）的患者，有50%是因為糖尿病所引起。

·周邊動脈阻塞與足部壞疽：

因為感覺神經異常而忽略出現足部傷口，加上周邊血液循環異常及免疫力下降，經常讓足部或腳趾的傷口無法復原，導致壞死，俗稱**壞疽，往往需要截肢，才能進一步避免全身性的感染**。

·心血管疾病：

因糖尿病脂肪代謝異常、動脈硬化及小血管阻塞，導致高血壓、冠狀動脈心臟病及中風機率增加。

·免疫力下降：

　　造成容易感染（皮膚、肺部、尿道及女性陰道等）且出現特殊病菌感染（例如格蘭氏陰性菌或肺結核），不容易以一般抗生素治癒的現象。

六、第二型糖尿病的預防與治療

·控制體重：

　　肥胖是造成胰島素阻抗最重要的原因，應將體重盡量控制在理想範圍，特別是減少腹部脂肪的堆積。

·有氧運動：

　　快走、慢跑、游泳、登山或騎自行車等，都能有效改善胰島素阻抗而使血糖下降。盡量每天能保持30分鐘以上的運動量。

·監控血糖及相關代謝指標：

代謝症候群或糖尿病患都要定期監控體重、血壓、血糖、腰圍、膽固醇（含高低密度脂蛋白）、腎功能及尿蛋白值。建議每三個月至半年需要追蹤一次。

·血糖併發症的監控：

建議每年至眼科檢查眼睛，並定時至新陳代謝科或家醫科追蹤並檢查足部健康。

·藥物治療：

當生活方式及營養調整都未將血糖控制在理想範圍時，可能就要諮詢醫師是否該以藥物治療。一般藥物治療區分為口服降血糖藥物及胰島素注射治療。初期以口服藥物為主，若未盡理想時或出現過高血糖時，就要考慮胰島素注射治療。

第四十一章
肥胖與高血壓

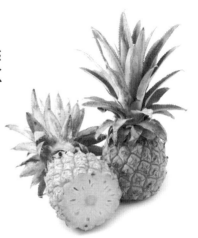

一、什麼是血壓？

血液加在血管壁上的壓力稱作血壓，一般我們測量的血壓是指動脈的血壓。

二、 影響血壓的因子

影響血壓的因子包括心臟的收縮力、血管的彈性、血液的體積（包括水分及電解質）及荷爾蒙。在臨床實務上，則可把它分成三個重點：

- 血管硬化：血管發炎及硬化因子。
- 飲食中的鈉含量。

‧生活壓力激發腎上腺荷爾蒙的上升。

三、血管發炎與硬化因子

‧引起血管發炎的原因：

體內過多自由基（油炸食物、吸菸、紫外線、環境毒素、體內過多鐵蛋白）、慢性發炎性疾病、缺乏抗氧化維生素（維生素A、C、E）、血清同半胱胺酸（Homocysteine）過高（吸菸、飲食缺乏葉酸、維生素B6與B12）、飲食缺乏Omega3脂肪酸（魚油）……等。

‧引起血管硬化的因子：

低密度脂蛋白LDL過高、肥胖引起胰島素阻抗導致高密度脂蛋白HDL過低與血糖過高。

四、什麼是收縮壓與舒張壓？

動脈血管在心臟收縮與舒張期間承受的最大壓力稱為收縮壓，而最低壓力稱為舒張壓。

五、血壓的測量

可用水銀血壓計或電子血壓計測量。若使用傳統水銀血壓計，壓脈帶氣囊需環繞手臂至少80%才能保證測量準確。聽診器聽到的第一或第二次心跳為收縮壓，心跳聲消失前為舒張壓。

測量血壓時，應雙腳著地，坐在靠背的椅子上裸露上臂，與心臟位置同高測血壓。**量血壓30分鐘前不可吸菸、飲酒或食用含咖啡因食物。最好有5分鐘以上之休息再量血壓。**

六、干擾血壓測量的急性因子

很多時候會因為一些急性的情況影響到血壓的測量值，除上述的菸酒或咖啡因以外，例如**未靜坐5分鐘以上、情緒焦慮緊張、睡眠不足或疼痛**等，都可能影響到血壓的測量值。所以在這些情況發生

時，測量的血壓可能較為不正確。

　　長期持續地測量血壓才能了解血壓的趨勢，千萬不要因為暫時性的波動而緊張。

七、 血壓的參考值

·正常血壓：

　舒張壓（DBP）< 80 mmHg
　收縮壓（SBP）< 120 mmHg

·高血壓前期：

　舒張壓（DBP）：81～89 mmHg
　收縮壓（SBP）：121～139 mmHg

·高血壓：

　舒張壓（DBP）> 90mmHg
　收縮壓（SBP）> 140 mmHg

八、高血壓的症狀與併發症

高血壓本身並不會出現明顯臨床症狀，但高血壓引起的併發症則是後果相當嚴重，主要影響的標的器官為**腦血管、網膜（眼底）、心臟、腎臟與周邊血管**。因此會造成中風、冠狀動脈心臟病、心臟衰竭、腎臟衰竭與周邊血管阻塞。

九、預防手段由三個方向來看

1.減少血管發炎及硬化因子：

避開血管發炎危險因子（油炸食物、吸菸、紫外線與環境毒素）、營養均衡、**控制體重與有氧運動可以防止胰島素阻抗**，預防高密度脂蛋白過低、血糖與鐵蛋白過高。

2.減少飲食中的鈉含量：

每日攝取食鹽不超過6公克（含2.4公克鈉離子）。

3. 減少生活壓力。

第四十二章
是過胖不是過勞，
是胖肝而非爆肝

　　爆肝是近年來上班族與媒體最夯的流行用語。許多民眾提到爆肝，第一個聯想到的就是工作壓力大、工時長與缺乏休息時間所引起。加上中學課本裡提到國父孫中山先生奔走革命積勞成疾導致肝癌去世，這個印象深植人心，所以大家都相信肝病是勞累所引起，但，真的是這樣嗎？

　　現代上班族都有熬夜晚睡（不見得是為了工作，經常是為了應酬、玩樂或上網），造成隔天精神不佳的經驗，加上健康檢查恰好看到**肝指數（GOT、GPT肝發炎指標）**上升，自然對於「積勞成肝病」深信不疑。但就現代醫學的觀點，肝臟24小時都在執行消化、解毒及排除廢物的工作，並不只有特定在半夜運作。長期勞累或熬夜並不會直接影響肝臟功能，**將肝功能不好歸因為過度疲憊或熬夜工作是倒因為果的錯誤觀念。**

肝炎的原因並不難找，常見的原因有下列四種：

1.病毒性肝炎：最難纏的B、C型肝炎帶原者（體液傳染）、出國旅遊得到的急性A型肝炎（飲食傳染）。

2.酒精性肝炎：經常應酬或酗酒引起。

3.藥物性肝炎：止痛藥、降膽固醇藥物或抗結核藥物等。

4.脂肪肝炎：肥胖所引起。

其實，只要檢查病毒性肝炎指標，加上病史的詢問，很快可以獲得解答。以我的經驗，若非B、C型肝炎帶原者，只要再詢問有無酗酒習慣（經驗上，本國酗酒病患在臨床上並不多，但工作上需要應酬飲酒的情況非常常見）與服藥（包括健康食品或中藥），很快就可以逮到肝炎的兇手。**但最常見的兇手不是前三者，而是肥胖！主要是肥胖引起的脂肪肝炎。**

脂肪肝形成的原因可以是酒精性肝炎或肥胖，使肝細胞內充滿油脂。脂肪肝在臨床上幾乎不會有症狀，若只是輕度脂肪肝，經常連肝指數（GOT、GPT）都不會升高，有些嚴重脂肪肝會引起發炎，

稱為脂肪性肝炎，但臨床上很少會看到肝指數很高的脂肪性肝炎！所以上班族若有很多疲倦的症狀，不必牽拖到肝臟疾病，多半是跟作息有關。

肥胖引起的脂肪肝，重點反而不是肝臟疾病，而是要小心代謝疾病：高血糖、高血脂與高血壓。肥胖引起的脂肪肝，透過運動與減重即能改善，不需要藥物或保肝食品就能搞定！

所以說，現代上班族最常見的肝臟健康問題根本不是爆肝（爆肝常見的原因是B型肝炎帶原患者，或者服用藥物或不明食品所引起），而是**肥肝**（脂肪肝），原因不是過累，而是**過胖**！養成規律運動習慣、控制飲食的熱量與酒精攝取，才是上班族解決肝炎的根本之道。

還有一件事，其實很多人都已經知道了：國父孫中山先生其實是死於──**膽囊癌**！

肝癌跟膽囊癌都不是過勞所引起，但上班族經常因為過勞而忽視健康。

第四十三章
脂肪肝給B、C型肝炎帶原
者與高膽固醇病人的困擾

一、脂肪肝對B、C型肝炎帶原者肝炎指數的干擾

　　肥胖引起的脂肪肝雖然常見，但真正引起嚴重肝炎的患者很少，不像病毒性肝炎或藥物性肝炎那麼兇猛。但脂肪肝產生脂肪肝炎後，在臨床上還是會干擾一些疾病的診斷與治療。

　　B或C型肝炎帶原者，經常需要定期追蹤肝臟發炎指標GOT與GPT，以確定有無活動性肝炎情況出現。另外需要進行肝臟超音波（腹部超音波）的掃描，以確定有無腫瘤或肝硬化的情況產生。

　　但脂肪肝炎出現後，肝炎指標GOT與GPT就會上升，除非指標上升極高（200mg／dl）以上，否則臨床上無法確定肥胖的B或C型帶原者肝功能異常，是來自於脂肪性肝炎或病毒性肝炎。

另外很重要的是，**脂肪肝越嚴重，超音波影像上的構造越模糊不清！**干擾來自於肥胖患者本身過多的腹部脂肪與脂肪肝雙重影響。在這種情況下，**有可能讓肝腫瘤無法在超音波下呈現清晰影像，影響醫師對於影像的判讀，後果相當嚴重。**有時候還需要所費不貲的高階影像如電腦斷層（CT），及磁振造影（MRI），才能解決這個困境。

二、脂肪肝對服藥中的高膽固醇病患肝炎指數的干擾

另外一種情況常出現在正在服藥中的高膽固醇病患，因為有極少數的病患服用降膽固醇藥物會產生肌肉痠痛或肝炎等副作用，所以開始用藥後，醫師多半會抽血追蹤有無肝指數（GPT、GPT，兩者皆為肝發炎指標）上升的現象。若此病人剛好有肥胖引起脂肪性肝炎，**醫師就無法判定肝炎來自於藥物的副作用還是體重過重所引起。**雖然肝炎指標超過正常值的兩倍以上醫師才會考慮停藥，輕度的肝指數上升仍可服藥，但在服藥過程中，會讓高膽固醇患者擔心害怕。

所以，建議B、C型肝炎帶原者及高膽固醇的患者，務必要將體重控制在正常範圍，預防脂肪肝炎，才能避免上述情況產生！

第四十四章
脂肪肝與鐵蛋白

一、什麼是鐵蛋白

　　鐵蛋白（Ferritin）是身體鐵質總儲存量的指標，鐵質又是造血的原料，所以鐵質是健康檢查上一個滿重要的項目。

二、鐵蛋白的參考值

- 男性：22-322 ng／ml
- 女性：10-291 ng／ml

　　女性從青春期初經開始至停經前，因為每個月有經血流失，所以血清中的鐵蛋白濃度經常處於低水位或不足狀態（兩位數甚至個

位數），跟男性血清中的鐵蛋白濃度相距甚大（男性多半是三位數）。但女性停經過後，鐵蛋白濃度則會逐漸上升，與男性無異。

三、鐵蛋白過高對身體的危害

鐵蛋白過低是缺鐵性貧血的象徵，最常見的原因是手術大量失血、女性經血量過大，潰瘍、痔瘡或腫瘤引起的消化道出血。

那鐵蛋白過高對身體有何危害呢？

鐵蛋白過高經常出現在身體有發炎疾病、肝病、末期腎病的洗腎（血液透析）病患、溶血性疾病、地中海型貧血或經常需要輸血的病患。所以鐵蛋白過高是身體出現某些疾病的指標。而且鐵蛋白過高經常與糖尿病、心臟功能受損、肝炎與關節炎相關。

鐵蛋白是自由基的一種，也是身體的發炎指標之一，所以跟血管硬化造成的心血管疾病有重大關係。國外有學者提出，女性心血管疾病風險少於男性的原因，除了**雌激素可以提升高密度脂蛋白HDL外，也因為女性有很長一段時間缺乏鐵蛋白**，恰好可以減少鐵蛋白引起血管硬化的風險。

上述鐵蛋白升高的原因中，最常出現在上班族的是肝病，而前兩章我們已經提過，最常出現在上班族的肝病是**脂肪肝**（其次才是B、C型病毒性肝炎帶原）！**所以肥胖的男性上班族的健檢報告經**

常出現鐵蛋白過高的現象。

四、鐵蛋白過高的預防

· 治療身體引起鐵蛋白過高的潛在疾病。

· 減少食用含鐵量過多的食物，如：紅肉、內臟、蛋黃、帶殼
海產、紫菜與黑芝麻。

· 減肥與有氧運動，皆可預防脂肪肝。

· 若無病毒性肝炎或其他經血清傳染性疾病者，可以考慮定期
捐血。

第四十五章
胖男肥女的悲歌：
早逝的雄風與不順的日子

一、男性荷爾蒙的作用

男性荷爾蒙就是**睪固酮**（Testosterone），其作用如下：

- 生殖器成熟：雄性器官與攝護腺發育。
- 性功能：維持第二性徵（體毛分布）、**性功能（勃起）與生育力（精子製造）**。
- 腦：**維持性慾、野心衝勁與愉快的心情**。
- 骨骼肌肉：維持肌肉強度與骨質密度（透過雌激素）。
- 腎與骨髓：紅血球生成。
- 皮膚：刺激皮脂腺分泌，所以跟青春痘生成相關。
- 毛髮：毛髮濃密與禿髮。

・氣管：喉結、低沉聲音。

二、男性荷爾蒙與年齡的關係

我們借用中醫古籍《黃帝內經》的敘述，來了解男性荷爾蒙與年齡的關係：

・**八歲**，腎氣實，髮長齒更。
・**二八**，腎氣盛，天癸至，精氣溢寫，陰陽和，故能有子：**16歲左右青春期開始**。
・**三八**，腎氣平均，筋骨勁強，故真牙生而長極：**24歲發育成熟**，精力旺盛。
・**四八**，筋骨隆盛，肌肉滿壯：**32歲是精力旺盛的最後一年**，然後開始走下坡。
・**五八**，腎氣衰，髮墮齒槁：**40歲，開始出現性功能衰退、白髮、視力模糊等老化現象**。
・**六八**，陽氣衰竭於上，面焦，髮鬢斑白：48歲，皮脂腺分泌減少氣色不佳，頭髮鬍鬚斑白。
・**七八**，肝氣衰，筋不能動，天癸竭，精少，腎藏衰，形體皆極：56歲，容易疲倦、肌肉萎縮、男性荷爾蒙減少、生育力下降。

・八八，則齒髮去：64歲，男性荷爾蒙枯竭。

　　這段描述十分傳神，跟男性一生雄性激素的真實作用情況十分吻合。可以知道男性剛進入職場是介於24至32歲的黃金時期，所以身體強壯，精力旺盛。但到了40歲後，一切生理機能都開始走下坡，如果再加上肥胖的問題，就會雪上加霜。

三、男性荷爾蒙的代謝

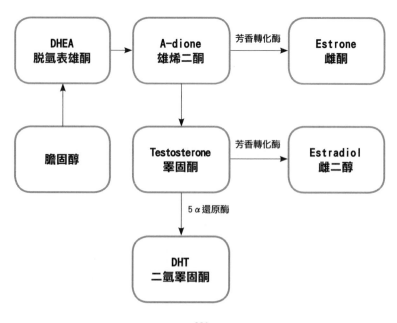

製造男性荷爾蒙的主要原料是膽固醇（所以膽固醇並非如大家想像的一無是處），然後在體內的腎上腺、生殖腺與中樞神經合成**抗壓荷爾蒙DHEA（脫氫表雄酮）**，然後在睪丸合成睪固酮Testosterone，也就是雄性激素。

一般情況下，睪固酮經5α還原酶（5α-reductase）代謝後，可形成**二氫睪固酮DHT（Dihydrotestosterone）**。DHT的作用跟睪固酮類似，但作用更強。

肥胖發生時，身體的芳香轉化酶（Aromatase）的作用會增強，將睪固酮代謝成雌激素（雌二醇與雌酮），這時問題就來了：

・睪固酮減少代謝成二氫睪固酮，所以雄性激素相關功能下降，**妨礙性能力與生育力。**

・如果男性上班族有**過勞**的現象，抗壓荷爾蒙DHEA會大幅下降，會使製造睪固酮的原料不足，更加積重難返！

・**睪固酮大量代謝成雌激素，所以導致身體脂肪的堆積**，因此產生中廣身材，身體產生胰島素阻抗產生代謝症候群。**而體脂肪增加又加強了芳香轉化酶的作用，所以形成肥胖的惡性循環！**

・另外，雌激素上升會使男性增加產生**血栓**的機會，因此容易帶

來中風的風險！

很多老婆發現老公此方面的能力及興趣都大幅下降，反而再買更多食物補品把老公養胖，結果適得其反；另一種老婆則是懷疑老公已經有小三，其實他是累到DHEA已經不敷使用，根本造不出睪固酮，冤枉呀。

當肥胖最終引起糖尿病時，會產生神經病變，男性的小弟弟功能將永遠長眠不起。

所以我們可以知道，肥胖對於男性，除了性功能與生育力產生危害之外，還是透過雌激素增加產生肥胖惡性循環、代謝症候群與心血管疾病的元兇！因此男性中年上班族，一定要重視肥胖帶來的健康危害。

四、肥胖對於女性荷爾蒙的影響

肥胖對於女性上班族，當然也會引起一些跟荷爾蒙相關的健康問題，除了增加乳癌與子宮內膜癌的風險之外，其中最有名的就是**多囊性卵巢症**（PCOS，Polycystic ovary syndrome）。

肥胖引起胰島素阻抗，使女性的腦垂體分泌過多**黃體激素LH**，造成卵巢分泌過多**雄性激素**，最後演變為多囊性卵巢症。

多囊性卵巢症有下列特徵：

・因為經常無法排卵，所以經期間隔會變長，或產生不孕症。
・男性荷爾蒙過高所以容易長青春痘或出現多毛症。
・腹部超音波可發現卵巢的濾泡數增加，所以稱之為多囊性卵巢。
・血液中的黃體激素LH上升，LH與濾泡刺激素FSH的比值經常會大於三倍。
・明顯肥胖現象：容易產生像男性的腹部肥胖（蘋果型肥胖）。
・產生胰島素阻抗、高胰島素血症（血液中胰島素濃度過高）、糖尿病及其他心血管疾病。

多囊性卵巢症需尋求婦科與新陳代謝科醫師的診斷與治療，針對雄性激素過高、經期異常、不孕症、血糖過高與肥胖，給予適當的治療。

第四十六章
生命不可承受之重：
退化性關節炎

一、　什麼是退化性關節炎

　　關節中的軟骨扮演受力緩衝的角色，當軟骨磨損導致關節發炎及變形的現象，稱之為**骨性關節炎**（Osteoarthritis，OA），又稱為**退化性關節炎**（Degenerative arthritis），是步入中老年上班族最常見的關節疾病。 45歲前較易發生在男性，而55歲以後常見於女性。

　　骨性關節炎可發生在任何關節，但以**膝關節**、**髖關節**、**手指**及**脊椎**較為常見。

二、退化性關節炎的原因

　　健康的軟骨需要充足的**水分、蛋白多醣**（Proteoglycan）**及膠質**（Collagen）才能維持正常功能，身體老化後，不再能產生足夠的蛋白多醣與膠質，關節內的軟骨就變得很容易磨損。關節反覆發炎後會刺激骨質增生，因此會形成骨刺（Bone spur）。

* * *

三、常見造成退化性關節炎的危險因子

‧**年齡**：年齡越大，發生機率越高。

‧**性別：女性一般多於男性**，原因至今未明。

‧**肥胖**：不論是何種類型的肥胖（梨型、蘋果型或卵圓型）都會導致關節受壓力增加，而增加關節軟骨磨損，特別是膝關節。

‧**骨頭先天性變形或關節受傷**：骨關節面若出現變形或曾有受傷的現象，會增加退化性關節炎發生的機率。

・**缺乏運動**：關節缺乏運動導致軟骨無法獲得營養。

・**特定職業**：若工作上需要經常對某處關節施力，就容易增加罹患退化性關節炎的機會。

・**特殊疾病**：糖尿病及痛風病患有較高的機會罹患退化性關節炎。

四、退化性關節炎的症狀

　　退化性關節炎的主要症狀為受損關節出現局部腫痛及壓痛現象。若持續使用該關節，最後會出現導致跛行或無法用該關節工作的現象，最後關節會僵硬及產生變形的狀態，影響關節活動的範圍。

　　脊椎的退化性關節炎則可能因為骨刺產生而造成脊神經受壓迫，造成背痛或下肢疼痛。

五、退化性關節炎的預防與治療

· **控制體重**並**減少重複使用退化疼痛的關節**，避免持續壓迫。但仍需規律做一些不增加關節負擔的運動幫助軟骨的復原，例如游泳及散步。

· 建議至骨科或復健科門診就醫，在醫師的指示下考慮口服藥物治療：最常使用的是非類固醇消炎藥（NSAID），即俗稱的止痛藥。但長期使用應注意肝腎毒性及消化性潰瘍的可能性。

· 在醫師的建議下，接受關節腔**類固醇**或**玻尿酸**（Hyaluronic acid）注射。

· 接受復健科醫師及復健師的運動指導，或在患部加上護具。

· 目前很流行使用口服**葡萄糖胺**（Glucosamine Sulfate），作用在於刺激軟骨再生及緩解疼痛。但真正的療效及治療劑量仍未有定論。

· 若是藥物與復健治療皆已失去作用的嚴重退化性關節炎，則需考慮人工關節置換手術。

第四十七章
愛喝酒的肥胖老男人：
痛風

1. 什麼是高尿酸症？

尿酸（Uric Acid）是指體內中一種叫普林（Purine，或稱為嘌呤）的物質之最終代謝產物。當普林過度產生或無法順利排出體內，導致血清尿酸濃度大於7 mg／dl時，就稱為**高尿酸症**（Hyperuricemia）。

2. 高尿酸症的原因

導致尿酸過高的成因，主要可分為尿酸的合成增加或尿酸排除受阻。好發於**青春期後的男性，肥胖、酗酒、腎臟疾病**及使用特殊藥物的族群（例如使用**利尿劑**或接受腫瘤化學治療）。高尿酸症本

身並無特別症狀。

3. 什麼是痛風？

當體內尿酸濃度持續升高或劇烈變化時，會在關節腔內產生尿酸結晶，誘發白血球的免疫反應後，就會在關節產生紅、腫、熱、痛的現象，稱之為痛風 （Gout），或痛風性關節炎（Gouty arthritis）。

4. 痛風發作的誘發因素

誘發性急性痛風的因素有外傷、飲酒、手術、暴飲暴食、**快速減重**、出血、感染、藥物、脫水或接受腫瘤化學治療等。

痛風發作有明顯性別上的差異，**男性的盛行率遠大於女性**。男性在青春期過後即有機會罹患痛風；而女性痛風則多半發作在停經之後。

5. 痛風會引發的症狀

痛風發作時會引起關節劇烈紅腫熱痛，甚至引起發燒的現象。痛風發作多半以下肢單一關節為主。其中足部大拇趾基部關節為痛風最常發生的位置，其他如足背、踝關節、膝關節、肘關節及腕關節

也會受到侵犯。

　　痛風剛開始時只引發輕微的疼痛，隨著時間的過去而症狀加劇，於24到48小時達到疼痛的高峰期，7到10天之後會自然緩解。

6. 痛風的併發症

　　反覆的痛風發作容易誘發腎臟病變、腎結石或關節痛風石（Tophus）堆積引起關節破壞變形。此外，高尿酸血症或痛風病人也應注意有無其高血壓、血脂異常、糖尿病及相關的心血管疾病，因為高尿酸症經常都是肥胖的代謝症候群患者。

7. 高尿酸症與痛風如何預防及治療

　　無痛風病史的高尿酸症患者並不需要服用藥物，但應該開始著手**減肥**、改變飲食習慣及日常增加飲水量。飲食則要盡量避免**高普林食物如內臟、帶殼海產、高湯與發芽的食物**，以及妨礙尿酸代謝的**酒精**。

　　若有痛風急性發作時，建議至風濕免疫科、骨科或家醫科門診就醫，針對急性痛風先給予消炎止痛藥物治療，然後再與醫師討論未來如何預防發作與降尿酸藥物的使用。

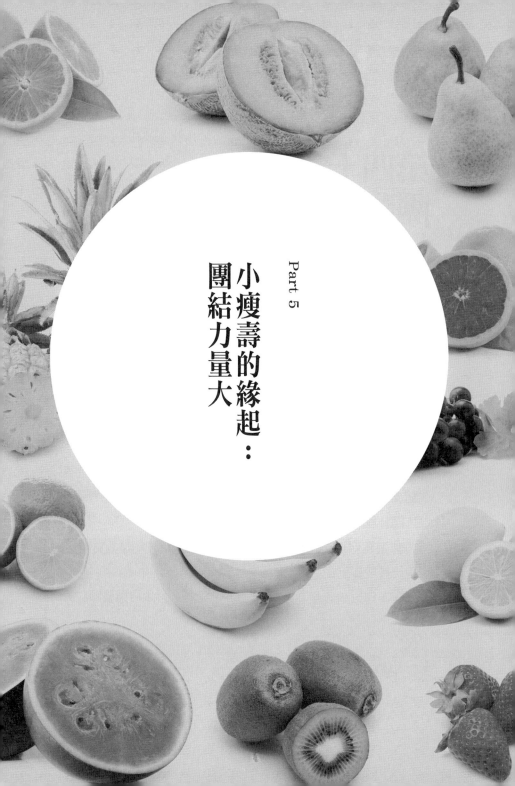

Part 5

團結力量大

小瘦壽的緣起：

第四十八章
團隊作戰：「小瘦壽心靈
成長營」的誕生

　　我的自制力還不錯，可以靠自己的意志力來完成體重控制。

　　但如果要教別人減肥，就是一件相當困難的工程！一般人對於節食與運動這兩種曠日費時的減肥方法興趣缺缺。

　　肥胖者最感興趣的就是：

　　「吃什麼東西才會瘦？」

　　「有沒有可以正常飲食（其實他想的是大吃大喝）又可以減肥的代餐或藥品？」

　　「可不可以給我減肥食譜？」

　　國人看病的習慣就是一定要帶一些藥品或食物回家，才願意心甘情願付錢離開。所以我的從醫生涯從未考慮要看減肥門診，因為我

不會開刀，也沒有神兵利器（減肥藥）可賣，這種門診基本上是很難維持下去的。

　　這幾年因為從事健檢工作，發現年輕上班族的肥胖問題超級嚴重，所以製作了幾個有關減肥的投影片到各個公司演講。很多電子工程師雖然飽受肥胖之苦，但他們對於數字有天生的敏感度，這些天資聰慧的工程師只要聽懂熱量進出與體重變化的概念後，隔年就可以把體重控制得非常好，根本不需再教他們一些繁瑣的道理。

　　但這世界上，不是每個人都有慧根⋯⋯

　　去年8月，辦公室的兩個女同事I與C聽完我的演講後，走進我的辦公室說：「院長，可不可以教我們如何減肥？」

　　說實在的，這兩位同事真的都滿胖的，所以我回答她們：「好吧，我來想想辦法，但順便把S、F與A三個一起找來。」

　　不過同事F說：「我沒有要減肥耶，是同事I與C硬要我加入的。」（這是一個沒有肥胖病識感的同事。）

　　我回去思考了一些具體的方法，隔天幫她們先上了30分鐘熱量控制的技巧後，就跟她們宣布：「我也加入妳們一起減肥。」於是以6個人為班底的減肥團體就形成了！

　　同事問：「我們要叫做HC減肥班嗎？」

　　我想了想：「我們叫做『小瘦壽』好了！這個名字比較可愛。」

　　我繼續說：「不要叫做減肥班，因為萬一妳們都減重失敗會很丟臉的，所以我們叫做『小瘦壽心靈成長營』好了！」

　　我還幫大家先拍好「減肥前」的照片，讓大家以後可緬懷當下豬頭的樣子。

　　所以，一個看起來很鬆散的減肥團隊就形成了，而且竟然撐了一年多還未解散，後來不但有新的同事加入，連已經達成減重目標的同事也不想離開。團隊力量真是不可思議啊！

　　為什麼叫做「小瘦壽」呢？

　　因為減肥團隊成立時，剛好沒肥胖病識感的F同事借我很多本暢銷漫畫《深夜食堂》，而漫畫裡有一位很胖的女性顧客「真由美」，經常因為肥胖問題而感情受挫，每次想靠拚命運動減肥，最後都以失敗收場，結局就是自暴自棄回到深夜食堂大吃大喝讓自己更胖，很貼近現實世界，所以讓我印象深刻。

　　而深夜食堂有一個重要的常客就是「小壽壽桑」，他是一個同性戀酒吧的老闆，漫畫裡的形象就是一位瘦瘦的老先生。因為我超喜歡「小壽壽桑」這個角色，所以就改了一個字，變成了「小瘦壽」。

　　「小瘦壽」的意思就是：體重只能透過飲食控制，小量小量地緩慢變瘦，體重瘦下來後，代謝症候群就會消失，預防了心血管疾病，就能長壽！

　　所以，「小瘦壽心靈成長營」就這樣誕生了。

　　小瘦壽，小小慢慢地瘦，有了健康才能長壽。

第四十九章
小瘦壽心靈成長營的校規

　　為了讓減肥團隊能有效的運作，所以我制定了一些規定：

一、招生條件

- 一定是本公司彼此熟識的同仁才能參加。
- 只有超過標準體重10%以上的同仁才能入學。
- 入學後，可加入Facebook的祕密社群「小瘦壽心靈成長營」。
- 入學後要服從「教主」的規定，不得有異議。
- 不收任何費用，可隨時自由退出。

　　「教主」的名稱由來，是因為我經常手沖咖啡與同事分享，由於味道香醇，有口皆碑，所以同事戲稱為「教主發放平安水」。因此我本來應該是以「校長」為名義指導小瘦壽同學，後來就變成了

「教主」。

（當然，這「教主」是毫無法力的……）

沒禮貌的小瘦壽同學還會說：「教主，你又窮到只吃番茄與芭樂當午餐了嗎？我們今天中午都去吃了咖哩飯了。」

很多好友在網路上看到這個怪怪的「小瘦壽心靈成長營」，都會問這個社群是做什麼的？我都會告知這是一個「宗教團體」，只要教主念念咒語，同學們就會變瘦，大家就姑妄聽之吧。

不收取費用是因為節食減肥本來就不需要購買任何東西，只要每天量體重即可。一般減肥中心有收費的行為，所以經常需要接受減肥失敗民眾的客訴及抱怨，而這種民眾多半是毫無節制力，只想把失敗責任推給他人。

二、校規

- 每天早上9：00AM需到教主辦公室量體重，並登記在表格上（見第二十七章）。
- 每週三早晨9：00AM需到教主辦公室量體重，並驗收該週的減重目標。
- 比上週三體重減輕超過0.3公斤以上，就能過關。
- 若比上週三體重減輕未達0.3公斤時，留校察看一週。但下週三一定要減輕0.3公斤以上，否則退學。

· 若體重比上週還重，立即退學。

體重測量，只能以教主辦公室的體重計為準。

體重只能下降，不能上升，除非進入「研究所」。

小瘦壽的資深學姐經常對剛加入社群的學弟妹說：「這個體重計教主已經念過咒語，天天站上來量體重就會變瘦。如果你也想要一個教主加持過的體重計，交6000元給學姐就可以擁有。」

還好，剛入社的學弟妹們雖然不聰明，但還不至於蠢……

三、學制

· 大學部：每週減重目標0.3公斤。

男性體重超過標準體重＋10%以上或女性超過標準體重為大學部學生。

· 研究生：無減重目標。

只要男性體重保持在標準體重＋10%以下或女性低於標準體重即可。若體重超過研究生上限，回歸大學部。

· 退學後稱為「中輟生」。

可以繼續在Facebook「小瘦壽心靈成長營」留言及參加活動，無減重進度。若想重新申請入學，體重必須超過「教主的體重」才能申請復學，基本上就是暴肥後才能重新入學。

　　• •

四、人性化假期

中秋烤肉、除夕圍爐或個人出國旅遊，限制飲食並不合乎人情，所以遇到這種情況，下週三不論體重多少公斤都過關，也就是讓大家減肥過程中有一週的喘息機會，復胖也無妨，因為一週能復胖的體重其實很有限。人性化假期實施的時機如下：

· 三節或連續假期。
· 個人年休長假。
· 特殊獎勵。

這些規定都是慢慢想出來的，目的只是為了好玩，但效果非常之好。因為團隊成員會產生彼此競爭的力量，深怕自己會脫離這個團體（因為全公司都知道誰在減肥，減肥失敗很沒面子），所以會加強自我約束力，努力達成目標。

第五十章
小瘦壽發展史：迷惘期

　　減肥團體剛成立時最大的問題是大家都知道該少吃，但是沒人知道該怎麼吃？因為熱量是一個很模糊的概念。我前面花很多篇幅所寫的營養素與熱量關係，雖然多年前國中課本出現過，但對於這群30～40歲之間的上班族而言，距離實在太過遙遠了。

　　小瘦壽成立後隔天，早上同學們量了體重後當然發現體重有上有下，我跟她們說別緊張，那是水分的進出所引起，繼續觀察即可。

　　但她們最關心的是：「教主早上吃什麼？」

　　我說：「就喝一杯豆漿啊！」

　　同學：「一杯豆漿怎麼會飽？有加糖嗎？」（這問題我已見怪不怪了。）

　　我說：「我已經習慣了，一杯就夠了。當然有加糖，有糖比較好喝。砂糖可能帶來一些熱量，但還可以接受。」（一湯匙砂糖可能有60大卡，但不見得都會溶解在熱豆漿中。因為早餐店人潮洶湧，我懶得跟老闆說半糖、無糖、冰、溫、熱這些指令，幾乎都一律喝

熱豆漿。）

　　結果隔天大家都開始模仿我喝豆漿，但她們都喝無糖豆漿。這是正確的動作，女生體重本來就比男生輕，所以每天熱量需求少於男生。

　　接下來就是午餐時間，同學們一起用餐的桌面上有自己帶的便當、外面購買的麵食、有拜拜留下來的油飯，還有很多不同人帶來分享給大家的小菜。

　　看到這些高熱量食物，我就知道她們為什麼會發胖了！

　　我說：「妳們吃的分量太多、太油、太鹹。」

　　於是，她們問我吃什麼。

　　我說：「自助餐買的，**四種葉菜與豆乾，半碗五穀飯及一碗清湯。**」我已經用手機拍下來給她們看了。

　　我說：「葉菜熱量低，纖維高，可幫助排便；豆乾有蛋白質，耐餓；五穀飯消化慢，比較不會引起飢餓感，熱湯是增加胃的飽足感。」

　　隔天，我再去看她們吃什麼午餐時，比我更厲害了：四個人竟然只合吃八種菜（葉菜跟豆類），與兩碗五穀飯（每人半碗）。

　　可見只要有一個參考點，執行起來就非常容易。

　　因為晚餐都是下班後進行，所以我要他們把下班後的晚餐照起來貼到「小瘦壽心靈成長營」的社群網頁，然後我會在照片下面留言誰吃得很正確，誰吃得太油或太多。經過幾週的練習，同學們逐漸都能掌握每餐該吃的食物種類與分量。

第五十一章
小瘦壽發展史：
星期三效應

一、第一週的星期三

經過一週的熱量控制，很快來到星期三的體重驗收日上午9點。

同學們陸續站上我辦公室的體重計，6個人中5個通過，1位留校察看。

首次驗收後基本上成績不錯，也有人比上週減超過0.5公斤。

登記完體重之後，便各自去上班，但出現很多效應：

・留校察看的同學覺得要雪恥。

・有人覺得體重減下來滿有趣的，雖然不到0.5公斤。

・有人偷偷告訴我某同學是換上輕便服裝，蒙混過關的。

・量完體重後，很多人當天就大吃大喝。

在減重初期，光靠減去宵夜、零食與含糖飲料就能收效，其實並不難做到。

我也鼓勵同學盡量要想辦法過關，不要留校察看，不然下週退學的風險就很大。

關於是否因為換上服裝而過關的，我直接跟他們說我不在意。因為每週需減0.3公斤，光靠換裝只能一時過關，若體重沒減下來，幾週後，就算穿比基尼也不會過關！不過就在2個月之後，減肥不力的S女同學真的把教主的體重計帶到更衣室測量才過關，所以外號就變成了「比基尼天后」。而見證S同學過關的其他小瘦壽同學異口同聲地說她們眼睛都瞎了……

那星期三多吃很多東西會影響下週體重嗎？理論上會，但影響不大！因為人的食量有限，一天多吃不可能胖太多，我們在前面的章節已經講過。而且還有5天可以調整飲食，時間綽綽有餘。

有了第一週的經驗後，同學們學到了一些經驗：

並不需要吃很少就能達成目標。所以有些人把食量稍微增加。

辦公室雖然充滿零食的誘惑，但**週休二日才是最大難關！**休假日全家和樂融融，在假日節食會影響與家人的關係，加上不時有三五好友聚餐，體重很容易在這兩天失控！

所以小瘦壽體重驗收日定在星期三本來是偶然的，但後來卻發現這天是一週最佳的時機，因為還有兩天可以抱佛腳控制熱量！

經驗上，下降0.3公斤真的可以在兩天內達成目標，只要前四天不

要有太過誇張的暴食舉動。

二、第二週

第二週的星期三體重驗收日，出現了新的狀況：

・上週留校察看的同學，這週瘦了2公斤多。
・有其他同學在這週留校察看，但無人被退學。

三、第三週

第三週的星期三體重驗收日，果然發生了一件事：上週瘦了2公斤多的同學，體重復胖了。

為了嚴格執行紀律，只好將這位同學退學了！

而其他的同學也學習到一件事：體重不要下降太快，那可能只是水分的變化；前一週太過飢餓，可能會導致本週無法控制食量。

所以大家開始注意到每天量體重的重要性，務必讓體重穩定下降，甚至體重降太多還要偷偷吃回來。很有趣吧？

第五十二章
小瘦壽發展史：成熟期

　　經過幾週的練習，其實很少小瘦壽同學會再來問我怎麼吃東西。大部分的人也都能掌握熱量控制的節奏，在下一週剛剛好達成目標，順利躲過退學的危機。

　　減肥的過程中還是有同學看到減肥廣告或新聞，忍不住動搖，想去嘗試針灸埋線、健康食品或代餐，但都被我勸住，因為很多神奇的方法背後都有不明減肥藥物的痕跡。而且不學習控制熱量，當這些神奇工具無法再使用時，又會重新回到肥胖的無限迴圈。

　　隨著社團逐漸成熟，「小瘦壽心靈成長營」網路社群的留言板出現的飲食照片就越來越惡搞，大家開始張貼美食、聚餐的高熱量食物，甚至是鹽酥雞與啤酒的照片。一開始除了少數比較耿直的同學會上當外，基本上，大家根本就不信有人敢吃這麼多東西。

　　我在體重穩定控制後，就開始經常在網站上貼出晚餐的美食照片，很多好友甚至是醫療同業都不相信這樣吃東西可以減重。但我都會一一私下告知他們，我一天攝食的熱量並不多，因為我早午餐

的食量很小，即便晚餐吃得稍微豐盛一些（不超過1000大卡），熱量進出仍處於負平衡，並不會妨礙體重控制的進行。

一切都是精心設計的障眼法，並沒有神奇的魔力。

小瘦壽同學控制熱量的技巧熟練之後，停止一陣子的聚餐或慶生活動都慢慢恢復。很有趣的是，大家的體重依然能夠在下星期三繼續過關。

聚餐活動等於是社團活動，本來就應該要參加，至於自己減肥這門功課，就要回家自己努力用功。

有網路社團的好處在於，有新同學進來時，學姐都會主動指導該如何控制飲食。例如新同學飲食方法不對，可能面臨退學危機時，學姐會指導新生用一到兩天接近極低熱量的飲食配置（一餐無糖豆漿、一餐水果餐、一餐蔬菜豆類五穀飯便當），幫助新生順利過關。所以小瘦壽社群由迷惘、猜疑漸漸轉為互助歡樂的氣氛。

但資深的同學如果看到同樣的老鳥同學幾乎快減肥失敗，就會提出一些奇怪的建議：

明天請假不要來上班好了。

要不要考慮喝大腸鏡檢查用的瀉藥？

明天理光頭就可以過關了。

學教主捐血500c.c.應該就可以減少0.5公斤。

把左手剁掉應該就會過關。

新加入的同學經常會問很多無厘頭的問題：「關東煮是不是低熱量食物？捐血可不可以減肥？吃了多天高纖低脂餐為何體重不會下降？」但小瘦壽的學姐已經可以輕鬆幫我代答這些問題。當然，她們還是會跟菜鳥說：「還是給學姐6000元幫你買教主念過咒語的體重計最有效……」

小瘦壽同學體重逐漸下降，圓臉變尖與腰圍縮小（變成曼妙當然不可能，那需要運動才有用）。對於辦公室其他同仁也開始產生正向效應，公司冰箱經常看見很多芭樂與番茄，吃葉菜豆類五穀飯的同仁也逐漸增多。

因為中秋節烤肉、除夕圍爐或出國旅遊如果還要限制飲食，實在不合乎人情，所以後來我就制定了「人性化假期」：遇到特殊節慶或年休長假，隔週星期三不論體重多少公斤都算過關，復胖也無妨。這是為了讓大家在特殊假期吃東西不要有心理負擔。雖然一定會復胖，但一週能復胖的體重其實很有限，只要還想留在小瘦壽社群中，還是要回歸社團規定，繼續控制體重。

小瘦壽不是什麼很神奇的減肥社團，所以當然有人減肥成效卓著，也有人很早就出局了。一年多來，公司同仁加入過小瘦壽社群的共9人，退學2人。減肥效果最佳的時機幾乎都出現在加入後的半年左右。較明顯的是有1人瘦12公斤、4人瘦7～8公斤、1人瘦5公斤。瘦的程度其實與原來的體重有關，體重越重，瘦的幅度越大，這是因為每日熱量的消耗與體重成正比的關係。

我也曾嘗試過加入4個非同公司的好友，想利用小瘦壽網路社群監

控體重的變化，但減肥成效跟預期一樣，毫無顯著效果。遠距離實施團體減重，約束力與影響力都遠不如朝夕相處的同公司員工。

　　減肥最困難的一件事就是持之以恆，如果能組成團隊學習正確知識、分享彼此的經驗、形成強大向心力與成功信心，減肥成功就不再是遙不可及的事。

　　出版社總編輯找我寫這本書時，恰好是「小瘦壽心靈成長營週年慶」那一天，當然實施「人性化假期」並聚餐慶祝這難得的緣分。

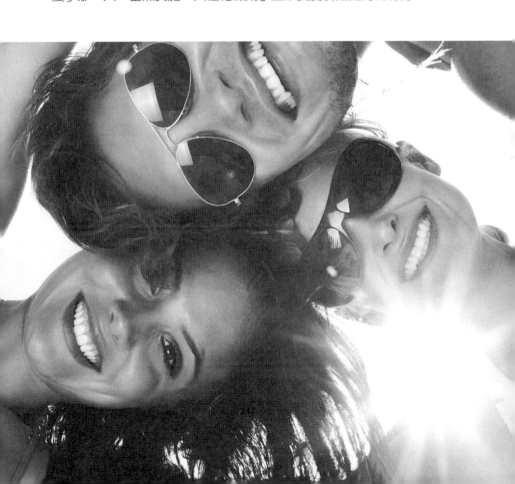

第五十三章
瘦下來之後

每個體重減下來的人，都會發現兩件事：

· 別人發現你的臉由圓變尖了。（當然有天生不可逆之圓臉
　者……）
· 你自己發現腰圍變小了，褲子開始有鬆垮跡象。（該找出
　塵封已久的舊褲子了！）

如果你35歲不到，這些改變都非常好；但如果已經步入中年，很
多人會跟你說：「你瘦到臉都凹下去了，發生什麼事了？」沒有嬰
兒肥的中年人經常會有這種困擾，所以我才會說，如果沒有代謝疾
病，男性瘦到「標準體重＋10％」即可，而女性瘦到「標準體重」
即可。

然而，我最關心的當然是代謝指標。

減肥後，其實變化最明顯的是腹部脂肪減少，所以減肥成功後，

就可以繼續追蹤血壓、血糖、三酸甘油酯、高密度脂蛋白或鐵蛋白
這些指標。

我一年前花6個月約減下6～8公斤，達到減重目標「標準體重＋
10%」，腰圍由36吋縮為33吋。最近6～16個月，則是繼續維持體
重穩定不變。另外每3～6個月固定捐血500c.c.，共捐血2000c.c.。

減肥後6個月跟繼續維持體重的16個月後的代謝指標改變如下：

	減肥前	減肥後6個月	減肥後16個月
三酸甘油酯TG mg/dl	212	114	80
空腹血糖AC sugar mg/dl	119	107	118
高密度脂蛋白 HDL mg/dl	32	34	43
糖化血紅素HbA1c %	5.6%	5.4%	5.6%
總膽固醇T-CHO/高密度脂蛋白HDL	6.2	5.3	4.3
鐵蛋白Ferritin ng/ml	533	281	165
血壓範圍mmHg	140/100	120/80	120/80

除了空腹血糖還未達滿意程度，三酸甘油酯TG、高密度脂蛋白
HDL與血壓的改善都十分明顯。所以對我來說，除了繼續控制飲食
熱量外，接下來應該考慮**加強運動強度或延長運動時間**。

民眾最關心的問題叫做復胖。其實這可以是一個議題，也可以是
一個假的議題。

如果嘴巴鬆懈了，當然會復胖；如果仍然謹守熱量控制，復胖就

不會發生。因為我們已經不厭其煩地說過了很多次：「體重都是吃來的！」

　　所以說，減肥這件事情根本沒有終點，一輩子都要不斷奮戰下去！

　　這本書的書名叫做《上班族小瘦壽計畫》，由此可知是寫給身為青、壯與中年上班族看的。如果也給銀髮族寫一本有關體重的書，我就會建議老年人在肚子裡留一點油，因為這可是救命的油，在此留下一個伏筆⋯⋯

第五十四章
窮和尚與富和尚

〈為學一首示子姪〉　清　彭端淑

　　蜀之鄙有二僧，其一貧，其一富。貧者語於富者曰：「吾欲之南海，何如？」富者曰：「子何恃而往？」曰：「吾一瓶一缽足矣。」富者曰：「吾數年來欲買舟而下，猶未能也。子何恃而往？」越明年，貧者自南海還，以告富者，富者有慚色。西蜀之去南海，不知幾千里也，僧之富者不能至，而貧者至焉。人之立志，顧不如蜀鄙之僧哉？

　　四川富和尚與窮和尚的故事，我們耳熟能詳，因為寓意深遠，所以值得一讀再讀。富和尚擁有豐富資源，卻不願意踏出第一步；窮和尚雖只有一個喝水的瓶子跟一個化緣盛飯的缽，就毅然動身出發前往千里外的南海。當富和尚還在瞧不起窮和尚的裝備時，窮和尚已經一步一腳印抵達終點，完成參拜菩薩的心願，而富和尚還在原

地踏步，終身懊悔。

　　減肥其實沒有複雜的方法，只要每天少吃一點熱量，花點時間快走，猶如一個瓶子一個缽，慢慢的就能將體重控制到理想範圍。如果連這麼簡單的第一步都無法邁開，就只能眼睜睜地看著健康受到肥胖的威脅。

　　看到這裡，你已經可以忘記之前本書所有的理論跟數字，只要每星期三站上體重計比上週瘦0.3公斤，你就成功了！

　　這世界上並沒有投機取巧的方法，不必付出節食或運動代價的減肥方法幾乎都是騙局。

　　求學時代常聽到班上的同學說：「我都沒念書，也不知道為什麼就考了100分。」你相信嗎？ 現在你長大了，有人說他自己：「每天都大吃大喝，就是不會胖。」你相信嗎？

　　小時候相信是因為**心地善良**，到現在還相信就是**智商不足**的問題了！

國家圖書館預行編目資料

上班族小瘦壽計畫：4個神奇數字，吃不胖的
解答／陳皇光著. --初版. --臺北市：寶瓶文
化, 2014. 3
面； 公分. --（enjoy；54）
ISBN 978-986-5896-64-5（平裝）
1.減重 2.健康飲食

411.94   103002744

enjoy 054

上班族小瘦壽計畫——4個神奇數字，吃不胖的解答

作者／陳皇光

發行人／張寶琴
社長兼總編輯／朱亞君
主編／張純玲・簡伊玲
編輯／賴逸娟・丁慧瑋
美術主編／林慧雯
校對／賴逸娟・陳佩伶・丁慧瑋・陳皇光
企劃副理／蘇靜玲
業務經理／李婉婷
財務主任／歐素琪　業務專員／林裕翔
出版者／寶瓶文化事業有限公司
地址／台北市110信義區基隆路一段180號8樓
電話／（02）27494988　傳真／（02）27495072
郵政劃撥／19446403　寶瓶文化事業有限公司
印刷廠／世和印製企業有限公司
總經銷／大和書報圖書股份有限公司　電話／（02）89902588
地址／台北縣五股工業區五工五路2號　傳真／（02）22997900
E-mail／aquarius@udngroup.com
版權所有・翻印必究
法律顧問／理律法律事務所陳長文律師、蔣大中律師
如有破損或裝訂錯誤，請寄回本公司更換
著作完成日期／二○一四年二月
初版一刷日期／二○一四年三月
初版三刷日期／二○一四年三月十一日
ISBN／978-986-5896-64-5
定價／三○○元

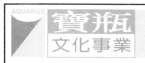

AQUARIUS

愛書人卡

感謝您熱心的為我們填寫，
對您的意見，我們會認真的加以參考，
希望寶瓶文化推出的每一本書，都能得到您的肯定與永遠的支持。

系列：Enjoy054　　書名：上班族小瘦壽計畫──4個神奇數字，吃不胖的解答

1. 姓名：_____　　性別：□男　□女

2. 生日：_____年_____月_____日

3. 教育程度：□大學以上　□大學　□專科　□高中、高職　□高中職以下

4. 職業：_____

5. 聯絡地址：_____

　　聯絡電話：_____　　手機：_____

6. E-mail信箱：_____

　　　　　□同意　□不同意　免費獲得寶瓶文化叢書訊息

7. 購買日期：_____ 年 _____ 月 _____日

8. 您得知本書的管道：□報紙／雜誌　□電視／電台　□親友介紹　□逛書店　□網路
　　□傳單／海報　□廣告　□其他

9. 您在哪裡買到本書：□書店，店名_____　□劃撥　□現場活動　□贈書
　　□網路購書，網站名稱：_____　　□其他_____

10. 對本書的建議：（請填代號　1. 滿意　2. 尚可　3. 再改進，請提供意見）

　　內容：_____

　　封面：_____

　　編排：_____

　　其他：_____

　　綜合意見：_____

11. 希望我們未來出版哪一類的書籍：_____

讓文字與書寫的聲音大鳴大放

寶瓶文化事業有限公司

（請沿此虛線剪下）

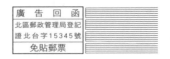

寶瓶文化事業有限公司　　收

110台北市信義區基隆路一段180號8樓

8F,180 KEELUNG RD.,SEC.1,

TAIPEI.(110)TAIWAN R.O.C.

- - - - - - （請沿虛線對折後寄回，或傳真至02-27495072。謝謝）